CONTROLAR EL COLESTEROL

CONTROLAR EL COLESTEROL

© de esta edición: 2006, RBA Libros, S.A.
Pérez Galdós, 36 - 08012 Barcelona
rba-libros@rba.es / www.rbalibros.com

Primera edición: junio 2006

Ref.: OBOLO24 / ISBN: 84-7871-601-7
DEPÓSITO LEGAL: B-19.439-2006
Composición: Manuel Rodríguez
Impreso por Novoprint (Barcelona)

Índice

Introducción 11

¿Qué funciones desempeña el colesterol? 13
Un tratamiento injusto 13
El colesterol, un componente de nuestra dieta 14
El colesterol y su función estructural 15
El colesterol y su función reguladora 16
¿Cómo eliminamos el colesterol? 19

Necesidades de colesterol dietético 21
¿Qué cantidad de colesterol precisa nuestro
    organismo? 21
¿Es necesario ingerir colesterol con los alimentos? .. 21
Relación entre el colesterol ingerido
    y el de elaboración propia 22
¿Cuáles son y qué significan las recomendaciones
    de colesterol? 23

Los niveles de colesterol y la salud del corazón   25
Colesterol total, colesterol «bueno» y colesterol
    «malo» 26
La frontera entre lo adecuado y lo patológico 28

Influencias del sexo sobre los niveles de colesterol .. 29

Repercusiones del colesterol elevado 30

¿Por qué el infarto afecta antes a los hombres? 31

Endurecimiento de las arterias: ¿un trastorno
    que comienza en la infancia? 32

Riesgo de enfermedades vasculares 35

Los genes también cuentan 36

Estrés y enfermedad coronaria 37

Sedentarismo y colesterol 38

El tabaco 40

¿Son responsables las bacterias? 41

La teoría de la homocisteína 42

El colesterol y los alimentos 45

Colesterol en el huevo: un aspecto que limita
    su consumo 45

Colesterol y alimentos lácteos 48

Los vegetales no tienen colesterol 50

¿Cuánto colesterol estamos tomando? 51

Recomendaciones alimentarías básicas para no ingerir
    colesterol en exceso 52

El Impacto de la dieta sobre nuestro colesterol 55

Las grasas de los alimentos 55

Grasas saturadas y colesterol 57

¿Qué tipo de grasas es más saludable? 58

¿Cómo afecta el colesterol del plato al colesterol
    de la sangre? 62

Determinados déficit 63

El valor preventivo de una dieta cardiosaludable ... 74

Hábitos alimentarios y niveles de colesterol
    en los niños 77

La dieta capaz de mantener el colesterol a raya   81
La alimentación mediterránea: un modelo
    cardiosaludable   82
Otros aspectos a tener en cuenta 103

Formas alternativas de comer 121
Alimentación vegetariana 121
Slow-food 126

La dieta cuando el nivel de colesterol es elevado . . . 129
Las recomendaciones nutricionales 129
La necesidad de personalizar 131

Anexos 135
I. La caída de algunos mitos 137
II. Recomendaciones dietéticas para la prevención
    de la arteriosclerosis 143
III. Dieta para prevenir la arterioesclerosis 145

Bibliografía recomendada 149

Introducción

El colesterol es, qué duda cabe, una sustancia muy popular, pero es evidente que paga caro el precio de su fama. Y es que, atendiendo a las funciones fundamentales que desempeña en el organismo, ya que los peligros con él relacionados están ligados sólo a los excesos, podríamos entender fácilmente que si pudiera, se preguntara: ¿Qué he hecho yo para merecer esto?

Ciertamente existe una gran cantidad de estudios y de literatura que relaciona los niveles elevados de colesterol con los trastornos de las arterias y las nefastas consecuencias de los mismos, como el infarto de miocardio y los accidentes vasculares cerebrales. Esta relación, en gran medida, lo ha estigmatizado, lo ha convertido, por así decir, en un enemigo público. Pero en realidad el colesterol es más víctima que verdugo y, más que buscar fijaciones en él, la pregunta que se ha de formular es: ¿qué significa tener niveles elevados? Porque ni el colesterol ingerido es el único o el principal causante de que sus niveles en la sangre se sitúen por encima de lo deseable, ni la alimentación es lo único que hay que tener en cuenta para evitar que ello ocurra. Es más, puesto que los niveles de colesterol son debidos a muy diversos factores, deberíamos considerarlos, precisamente, como indicadores de nuestro auténtico estado de salud.

Por si esto fuera poco, el endurecimiento y la obstrucción de las arterias no se considera un asunto exclusivo del colesterol, sino un problema debido a múltiples causas, cuya responsabilidad hay que buscarla, en muchos casos, en un modelo alimentario e incluso en hábitos de vida mal ajustados a nuestras necesidades reales.

Ciñéndonos de nuevo a la relación dieta-colesterol, que es el principal objetivo de este manual, interesa recordar que la dieta es consecuencia y reflejo de la forma de vida. La dieta más extendida en la actualidad, vinculada a niveles anormalmente elevados de colesterol, surge de las tendencias de nuestra modernidad, y se caracteriza por el consumo excesivo de carnes y por contener demasiadas grasas saturadas, excesivas proteínas, pocos glúcidos complejos y cantidades insuficientes de determinadas vitaminas y minerales, así como por la falta de fibra.

No deja de ser paradójico que en la llamada época del progreso, de la abundancia y de la globalización tengamos que volver la vista atrás para darnos cuenta, no sin una buena lección de humildad, de que las recetas que nos ofrecían una buena relación con el colesterol y los productos alimenticios más indicados los teníamos, desde hace ya tiempo, en casa.

¿QUÉ FUNCIONES DESEMPEÑA EL COLESTEROL?

UN TRATAMIENTO INJUSTO

El término colesterol es muy popular. Pero su fama proviene, lamentablemente para él, de los problemas relacionados con su exceso. «Colesterol asesino», «enemigo del corazón» y otras expresiones por el estilo han aparecido en los medios de comunicación, puesto que sus niveles elevados se presentan como una seria amenaza para la salud vascular y del corazón. Pero, sin duda, este no es un tratamiento justo. Se trata tan sólo de una parte de la realidad. Sus excesos son, en efecto, un problema, pero ¿no ocurre lo mismo con cualquier exceso? Lo cierto es que para el hombre el colesterol es fundamental, a tal punto que sin él la vida no sería posible.

Michael Brown y Joseph Goldstein, al recibir el Premio Nobel en 1985 por su trabajo sobre el metabolismo del colesterol, señalaron que el colesterol es la molécula pequeña más condecorada de la biología, ya que se han concedido trece Premios Nobel a científicos que le dedicaron la mayor parte de su trabajo. Desde que en 1784 se aisló de los cálculos biliares, el colesterol ha ejercido una fascinación casi hipnótica en los investigadores de las más diversas áreas de la ciencia y de la medicina.

El sociólogo francés Claude Fischler señala que fue en los años sesenta cuando la mala reputación del colesterol comenzó a superar las esferas exclusivas de la medicina con la ayuda de los medios de comunicación de masas. Lo cierto es que la posibilidad de que los niveles elevados de colesterol estén relacionados con las enfermedades cardiovasculares está respaldada por una cantidad inmensa de literatura pero, a pesar de que la existencia de dicho vínculo parece innegable, en el momento actual no existe unanimidad al respecto de cuál es la auténtica responsabilidad de este lípido en dichos trastornos. No faltan argumentos, incluso, a favor de hipótesis que apuestan por otros factores a la hora de señalar al máximo responsable de que nuestras arterias se lesionen y pierdan sus capacidades funcionales. En la hora actual se continúa considerando la aterosclerosis como un trastorno en el que puede haber implicados muchos factores. Y sea cual sea la responsabilidad del colesterol, no debe olvidarse que lo cuestionable en todo caso es el exceso, y no su presencia en cantidades adecuadas.

EL COLESTEROL, UN COMPONENTE DE NUESTRA DIETA

Generalmente asociamos de forma equívoca el colesterol a las grasas. El colesterol es una sustancia y las grasas son otra. Ambas están en la categoría de lípidos.

Los lípidos son sustancias con diferentes estructuras y funciones diversas en el organismo, con la característica común de ser insolubles en agua. En nuestra dieta hay tres clases principales de lípidos:

- **Las grasas.** Son, con diferencia, los lípidos que se encuentran en mayor cantidad entre los alimentos. Las grasas son el resultado de la unión de tres moléculas de ácidos grasos y una molécula de glicerol, de donde viene el nombre de triglicéridos. Atendiendo a las recomendaciones actuales, su ingesta diaria en una dieta de 2.000 calorías (cuando utilicemos el término calorías, se entenderá que nos referimos a kilocalorías) debería situarse entre los 65 y los 75 g (las grasas proporcionan 9 calorías por gramo).

- **Los fosfolípidos.** Son lípidos algo más complejos que, como su nombre indica, presentan también fósforo. Uno de los fosfolípidos más importantes es la fosfatidilcolina, más conocido como lecitina. Su función principal es estructural pues son los constituyentes fundamentales de las membranas de las células. Su ingesta diaria con la dieta suele rondar los 2-3 g.

- **El colesterol.** El tercer gran lípido de nuestra alimentación es el colesterol. Los aspectos fundamentales que lo relacionan con nuestra alimentación y nuestra salud son el objeto de este manual, y por ello serán ampliamente desarrollados en los distintos apartados que siguen.

Queda claro que lípidos y grasas no son sinónimos; las grasas son un tipo de lípido... y el colesterol otro.

EL COLESTEROL Y SU FUNCIÓN ESTRUCTURAL

El colesterol es un componente fundamental de las membranas de nuestras células, esa gran barrera que separa el interior de la célula del exterior, y todos los tejidos en crecimiento lo necesitan para su formación.

Desde un punto de vista cuantitativo, el destino más importante del colesterol es su incorporación a las membranas celulares, lo cual resulta particularmente importante durante el crecimiento rápido y la división celular.

De los aproximadamente 140 g de colesterol que tiene en total nuestro organismo, unos 120 g están situados en las membranas. En ellas, el colesterol se sitúa incrustado en medio de otros componentes que la conforman. Su presencia otorga fluidez a la membrana, una característica de la que dependen las funciones metabólicas de la misma, y aumenta su estabilidad.

EL COLESTEROL Y SU FUNCIÓN REGULADORA

Pero el colesterol no tiene únicamente una función estructural. Está implicado también en otros procesos que nos resultan fundamentales y que desarrollamos a continuación.

Síntesis de hormonas esteroides

Las hormonas son unas sustancias que elaboran diferentes órganos de nuestro cuerpo y que, transportadas por la sangre, desempeñan un papel fundamental en la regulación de los mismos. Uno de estos tipos de hormonas son las denominadas hormonas esteroides, cuya síntesis tiene como punto de partida el colesterol, y tiene lugar en la corteza de las glándulas adrenales y en las glándulas sexuales. El colesterol necesario puede proceder de la sangre (en forma de lipoproteínas de baja intensidad o col-LDL), de los almacenes de la célula, o de la síntesis de la propia célula.

En las glándulas adrenales se sintetizan los siguientes esteroides:

- Los *glucocorticoides*. Son llamados así porque aumentan la concentración de glucosa en la sangre. Su principal representante es el cortisol.
- Los *mineralocorticoides*. La aldosterona es el mineralocorticoide principal. Su función más importante es aumentar la velocidad de reabsorción de sodio en el riñón y reducir la de potasio.

Por lo que a las glándulas sexuales se refiere, en el hombre los testículos producen testosterona. Esta hormona está implicada en varios cambios importantes en la pubertad y su mantenimiento en la etapa adulta; así, es responsable del aumento del tamaño de los genitales, cambios en la distribución y cantidad de pelo corporal, gravedad de la voz y desarrollo de la masa muscular.

En la mujer, el ovario sintetiza estrógenos cuyo representante más importante es el estradiol. Los estrógenos intervienen en el desarrollo de los órganos genitales, de las mamas, y en el depósito y la distribución de la grasa corporal característicos de la anatomía de la mujer.

Las cantidades necesarias de hormonas esteroides son muy pequeñas, por lo que el consumo de colesterol para su síntesis es también pequeño, inferior, por ejemplo, al empleado en la elaboración de los ácidos biliares por el hígado.

Síntesis de ácidos biliares

Los ácidos biliares son uno de los componentes fundamentales de la bilis, un fluido que elabora el hígado y que resulta básico para una adecuada digestión y absorción de los lípidos que ingerimos con la alimentación. Los dos ácidos biliares que se forman principalmente en los mamíferos (ácido cólico y ácido quenodesoxicólico) tienen al colesterol como precursor.

La acción de los ácidos biliares es triple:

1. Actúan como detergentes en el intestino, emulsionando o dispersando las grasas de la dieta para facilitar su digestión y son, en este sentido, el componente más importante de la bilis.

2. Junto con los fosfolípidos, permiten solubilizar el propio colesterol que se encuentra en la bilis. De no ser así, se produciría su precipitación, y la consiguiente formación de cálculos en la vesícula.

3. La formación de ácidos biliares a partir del colesterol es uno de los mecanismos de eliminación del colesterol corporal.

Síntesis de vitamina D

Aunque continúe clasificándose como vitamina, lo cierto es que la vitamina D responde más a la definición de hormona, es decir, una sustancia originada en una parte del organismo que produce determinados efectos en otras partes del mismo.

El colesterol es también un precursor de la vitamina D, más en particular de la vitamina D3 o colecalciferol, sustancia que acaba sintetizándose en la piel gracias a la intervención de la luz ultravioleta del sol.

La vitamina D juega un papel esencial en la regulación de las concentraciones de calcio y fósforo en el organismo, lo que, entre otras cosas, equivale a decir que resulta decisiva para la salud de los huesos.

¿CÓMO ELIMINAMOS EL COLESTEROL?

El colesterol no es soluble en el medio acuoso de la sangre.

Por consiguiente, no será eliminado como las sustancias solubles en medios acuosos, que son excretadas a través del riñón. El hígado es el único órgano que puede eliminar el colesterol, tal cual, o por transformación en ácidos biliares mediante su secreción en la bilis.

Una gran parte de los ácidos biliares presentes en la bilis son recuperados en el intestino y devueltos al hígado, siguiendo así el ciclo conocido como ciclo enterohepático (véase el recuadro de la página 23).

Por su parte, del colesterol secretado en la bilis, aproximadamente 1 g diario, el 50 % es recuperado y alrededor de 500 mg se pierden por las heces. Al contabilizar la eliminación de colesterol como tal, hay que añadir a esta cantidad unos 100 mg que se pierden cada día como consecuencia de la pérdida de células desde la superficie de la piel.

Necesidades de colesterol dietético

¿QUÉ CANTIDAD DE COLESTEROL PRECISA NUESTRO ORGANISMO?

Ya hemos comentado que el contenido total de colesterol de nuestro cuerpo es aproximadamente de 140 g. Pero las cantidades diarias que se consideran necesarias son muchísimo más pequeñas. Tanto es así que se calcula que una persona adulta media necesita una cantidad diaria de colesterol que ronda 1 g, a fin de poder cumplir con normalidad las importantes funciones que desempeña. Considerando las recomendaciones actuales y la eficacia de su absorción intestinal, se calcula que más del 75 % del colesterol necesario procede de la síntesis que efectúa el organismo.

¿ES NECESARIO INGERIR COLESTEROL CON LOS ALIMENTOS?

El colesterol es una sustancia indispensable, pero no es un nutriente esencial (todo aquel nutriente que es obligado ingerir con la dieta porque el organismo es incapaz de sintetizar en cantidades suficientes). Nuestro organismo es capaz de elaborar por sí mismo el colesterol que necesita. La mayor parte de esta síntesis se produce en el hígado, pero también puede tener lugar en el intestino y otros tejidos. El hígado es el órgano más importante en la regulación del colesterol corporal, dado que no sólo lo sintetiza, sino que además es capaz de captar el que proviene de los otros tejidos, y puede almacenarlo, degradarlo y eliminarlo.

En la práctica, y dados nuestros hábitos alimentarios, el colesterol presente en nuestro organismo proviene de la dieta y de la síntesis corporal.

RELACIÓN ENTRE EL COLESTEROL INGERIDO
Y EL DE ELABORACIÓN PROPIA

Para introducirse en nuestro medio interno, el colesterol ingerido con los alimentos tiene que ser absorbido a nivel intestinal. Una vez atravesada la barrera intestinal, el colesterol debe ser transportado hasta las células y tejidos donde será almacenado o utilizado.

Cuando la cantidad disponible de colesterol que llega a las células a partir de la sangre es suficiente, éstas impiden la acumulación reduciendo la velocidad de su síntesis. En concreto, se ha observado que una reacción clave en la síntesis de colesterol en el hígado es inhibida por el colesterol de la dieta. Por tanto, tal y como señala Under, cuanto menor sea la cantidad de colesterol consumida, tanto más se sintetizará en el hígado, y viceversa. Existen numerosas investigaciones que han demostrado que una dieta rica en colesterol da como resultado una inhibición de su síntesis en el hígado.

Con todo, el impacto de la ingesta de dietas ricas en colesterol sobre los niveles de este lípido en sangre dependen de factores genéticos, y se observan cambios en las elevaciones que oscilan entre el 5 y el 30 % según los individuos estudiados.

EL COLESTEROL, LOS ÁCIDOS BILIARES Y EL CICLO ENTEROHEPÁTICO

En la secreción biliar tienen un protagonismo especial los ácidos biliares que, una vez en el intestino, son reciclados en su mayor parte. Así, según Linder, su contenido medio corporal es del orden de 5 a 6 g, y sólo alrededor del 1 % de esta cantidad, es decir, unos 50 mg, se pierde cada 24 horas, calculándose que pueden reciclarse de cinco a siete veces. Se conoce como ciclo enterohepático el recorrido que efectúan los ácidos biliares entre el hígado y el intestino. Algunos componentes de la fibra alimentaria tienen efectos favorables para determinar los niveles de colesterol, debido a su capacidad de interrumpir este ciclo.

¿CUÁLES SON Y QUÉ SIGNIFICAN LAS RECOMENDACIONES DE COLESTEROL?

La recomendación actual de la ingesta de colesterol se sitúa en los 300 mg diarios. Hay que entender las recomendaciones como cifras provisionales que los expertos proponen a la población en función de los conocimientos que se tienen en un momento dado. En realidad las recomendaciones no son, con respecto a su cumplimiento, reglas fijas. Son datos estadísticos alrededor de los cuales giran las necesidades de la mayoría. Cuando más nos alejamos de ellos, tanto por exceso como por defecto, tanto más riesgo tenemos de ingestas excesivas o de déficit. Dados nuestros hábitos alimentarios actuales, podría decirse que muchas de las recomendaciones, especialmente de micronutrientes (vitaminas y minerales), son más unas cifras a alcanzar que unos valores a superar.

Exactamente lo contrario ocurre con aquellos nutrientes para los que la ingesta tiende a ser excesiva. Éste es el caso de las proteínas y de las grasas. Y dado que el consumo excesivo de ambas sustancias está relacionado con un incremento de la ingesta de alimentos de origen animal, junto a ellas podemos situar el colesterol. Además, y como se ha señalado antes, puesto que el colesterol no debe ingerirse necesariamente con la dieta, se reafirma la idea de que el sentido de su recomendación es antes establecer un límite que una cantidad a superar.

Los niveles de colesterol y la salud del corazón

Las enfermedades cardiovasculares constituyen la primera causa de mortalidad en los países desarrollados. Según la Organización Mundial de la Salud, son la causa de más del 50 % de las muertes que tienen lugar en los países industrializados.

El inicio y progresión de la arteriosclerosis es el principal determinante de estas enfermedades. La arteriosclerosis es un trastorno de las arterias, que origina engrosamiento y pérdida de elasticidad de sus paredes. Por su parte, la aterosclerosis, tal y como la definía el profesor Grande Covián, «es una forma de arteriosclerosis caracterizada por el depósito de lípidos en la pared vascular».

Los primeros estudios epidemiológicos sobre la arteriosclerosis coronaria se iniciaron en los años cincuenta, a partir de la observación de la asociación entre cardiopatía coronaria y niveles altos de colesterol en individuos que habían desarrollado la enfermedad en edades relativamente tempranas (antes de los 40 años).

Son muchos los datos que indican una relación directa entre niveles elevados de colesterol (y más concretamente niveles elevados de LDL o lipoproteínas de baja intensidad) y la incidencia de arteriosclerosis. Así, se admite que la hipercolesterolemia (exceso de colesterol en la sangre) es un factor de riesgo primario de este trastorno arterial, al igual que la hipertensión arterial y el tabaco.

Algunos estudios tan importantes como el de los «Siete Países» —del que hablaremos más adelante— han demostrado que no existen poblaciones con niveles bajos de colesterol y tasas altas de enfermedad coronaria.

Así pues, y por lo que se refiere al colesterol y su relación con las enfermedades vasculares, se podría establecer la siguiente relación:

Colesterol elevado → arteriosclerosis →
enfermedades cardiovasculares

El estudio de los «Siete Países» aportó datos suficientes para establecer que:

- Los niveles elevados de colesterol de una determinada población son modificables.
- El aumento del colesterol de la población se debe fundamentalmente a los hábitos externos, entre los cuales el más importante es una dieta rica en grasa saturada.

COLESTEROL TOTAL, COLESTEROL «BUENO» Y COLESTEROL «MALO»

El colesterol no puede viajar libremente por el plasma sanguíneo. Necesita de la envoltura de unas estructuras complejas compuestas de lípidos y proteínas, de ahí que reciban el nombre de lipoproteínas (véase el recuadro siguiente), de las que existen diferentes tipos.

Las lipoproteínas son partículas que se transportan por la sangre y que, como su nombre indica, están formadas por lípidos (colesterol, triglicéridos y fosfolípidos) y proteínas.

En función de las diferentes cantidades de unos y otras, las lipoproteínas tienen diferentes densidades, lo cual se utiliza para clasificarlas. Así, entre ellas, encontramos las lipoproteínas de baja densidad, que conocemos como LDL (de las siglas del inglés *Low Density Lipoproteins),* y las de alta densidad, conocidas como HDL (del inglés *High Density Lipoproteins).*

La cantidad total de colesterol que encontramos en nuestra circulación está repartida, de forma desigual, en los distintos tipos de lipoproteínas. El colesterol «bueno» es el asociado a un tipo concreto de lipoproteínas, las HDL, *High Density Lipoproteins* o lipoproteínas de alta densidad (col-HDL). Este calificativo se debe al hecho de que numerosos estudios han demostrado que existe una relación inversa entre las concentraciones de col-HDL y el riesgo de enfermedad coronaria; dicho de otra forma: el aumento del col-HDL disminuye el riesgo de la enfermedad, mientras que su descenso lo aumenta.

Se han propuesto distintas hipótesis para explicar el efecto que combate la degeneración de las paredes arteriales, o efecto antiaterogénico, de las HDL. Una de las de mayor impacto propone que las HDL transportarían el colesterol de las diferentes células al hígado (lo que se ha dado en llamar el transporte reverso de colesterol). En la actualidad, se considera que unos valores bajos de HDL constituyen un factor de riesgo de enfermedad coronaria.

Por su parte, el colesterol «malo» sería el asociado a otro tipo de lipoproteínas, las LDL, *Low Density Lipoproteins* o lipoproteínas de baja densidad (col-LDL), en las que el colesterol viaja del hígado a las células periféricas. Las LDL transportan el colesterol hasta la pared de las arterias y se considera que son las lipoproteínas más aterogénicas. La relación directa entre unos niveles elevados de col-LDL y una mayor incidencia de enfermedades cardiovasculares está claramente demostrada.

Se ha propuesto que la enfermedad arteriosclerótica se podría definir como una consecuencia del desequilibrio entre los mecanismos encargados de la remoción y transporte de los lípidos de las células al hígado y los mecanismos de aporte de lípidos del hígado a los tejidos.

LA FRONTERA ENTRE LO ADECUADO Y LO PATOLÓGICO

¿Qué es lo adecuado cuando hablamos de los niveles de colesterol? La concentración de 200 mg/dl ha adquirido el valor de límite por encima de la cual hay que iniciar algún tipo de atención, y así consta en todos los consensos, incluido el español. Incluso se ha llegado a indicar que la cifra media deseable de colesterol total se situaría en los 180 mg/dl.

Con todo, se sigue considerando que no existe una «cifra umbral» de niveles de colesterol que se pare tajantemente la existencia o ausencia de riesgo coronario. A pesar de ello, se considera que se puede hablar de situación deseable cuando la concentración de colesterol plasmático es inferior a 200 mg/dl. Por el contrario, se considera una situación de alto riesgo si las concentraciones de colesterol total superan los 300 mg/dl, independientemente de la presencia o no de otros factores de riesgo cardiovascular.

Pero, más allá del valor total de colesterol, y dada la importancia de su inclusión en las diferentes lipoproteínas, se establecen también valores para el col-LDL y el col-HDL. La especie humana se diferencia de la mayor parte de especies animales superiores en que transporta la mayor parte del colesterol en las LDL (lipoproteínas de baja densidad). Aproximadamente el 60 % o un poco más del colesterol de la sangre es transportado en esta lipoproteína mientras que las HDL (lipoproteínas de alta densidad) no transportan, en el adulto, mucho más de un 25 % del colesterol total.

Teniendo en cuenta esta realidad, hoy se consideran como valores convenientes de col-LDL aquellos que son inferiores a 130-135 mg/dl. En opinión de algunos autores, el parámetro lipídico más útil para valorar el riesgo coronario lo constituye el nivel de lipoproteínas de baja densidad (col-LDL) considerando que la cifra ideal en la edad media de la vida es de 120 mg/dl o menos.

Por lo que se refiere al col-HDL, valores inferiores a 35 mg/dl se consideran como un factor de riesgo de enfermedad coronaria.

También son del máximo interés la relación col-HDL/col-LDL y el índice colesterol total/col-HDL.

En todo caso, y desde un punto de vista práctico, la primera detección que debe realizarse es la del colesterol total, seguida de su distribución en las distintas lipoproteínas en aquellas situaciones en que se requiera, como sería el caso de unos niveles de colesterol superiores a 200 mg/dl.

INFLUENCIAS DEL SEXO SOBRE LOS NIVELES DE COLESTEROL

Las mujeres tienden a presentar niveles de colesterol total más bajos que los hombres hasta los 50 años. A partir de esa edad en las mujeres se elevan los niveles de col-LDL.

Estas tendencias específicas del sexo pueden, como se comentará posteriormente, explicar parcialmente la rara presencia de la enfermedad cardíaca coronaria en mujeres jóvenes y la reducción de la diferencia en la incidencia de esta patología entre hombres y mujeres al avanzar la edad.

El famoso estudio de Framingham indicó que en los hombres los valores de colesterol total tendían a una ligera baja debida a una disminución del col-LDL a partir de los 40 años, mientras que en las mujeres aumentaban los niveles de colesterol total debido a un aumento del col-LDL. Mientras en los hombres la relación colesterol total/col-HDL disminuía con el paso de los años, en las mujeres ocurría totalmente lo contrario.

REPERCUSIONES DEL COLESTEROL ELEVADO

El principal problema derivado de la presencia de unos niveles demasiado elevados de colesterol es la aterosclerosis, y aunque éste se trate de un proceso multifactorial, los expertos indican que los conocimientos actuales avalan la relación entre estos dos factores.

La aterogénesis es un proceso lento, progresivo y que generalmente se desarrolla sin síntomas. Se trata de una lesión de las arterias que comienza con la formación de un depósito de lípidos, sobre todo de colesterol, en la pared arterial, acompañada de la infiltración de otras células y modificaciones de las fibras musculares lisas de la pared. Con el tiempo estas lesiones crecen, se calcifican y endurecen, conociéndose ese engrosamiento con el nombre de placa ateromatosa. Como resultado disminuye la luz del vaso sanguíneo afectado (al igual que ocurre con una tubería cuando se incrustan depósitos de cal), lo que dificulta el paso de la sangre y el consiguiente riego sanguíneo de los tejidos. Como consecuencia del desarrollo de la placa ateromatosa puede producirse un estrechamiento importante, o incluso la oclusión total de la luz de la arteria, que impida que el tejido que depende de su irrigación reciba la cantidad de sangre que necesita, y muera. El concepto de isquemia se refiere a la falta de sangre en una zona del organismo como consecuencia de una obstrucción mecánica o constricción funcional de un vaso sanguíneo. Así, cuando se habla de cardiopatía (cualquier enfermedad del corazón) isquémica, se hace referencia a la falta de riego sanguíneo del corazón.

Por su parte, el concepto de infarto hace referencia a la necrosis (muerte) de un tejido como consecuencia de la obstrucción de la arteria que lo irriga. Un infarto puede producirse en distintos puntos del organismo, aunque solemos asociar este concepto al miocardio, músculo del corazón encargado del bombeo de la sangre. El infarto de miocardio es resultado de la supresión del aporte sanguíneo a la musculatura del corazón, debida generalmente a la oclusión de la arteria encargada de suministrarle la sangre, y con ella el oxígeno y los nutrientes necesarios. Si la zona afectada es lo suficientemente extensa para impedir un bombeo suficiente de sangre compatible con la vida, sobreviene la muerte.

Considerando la relación que se establece entre niveles elevados de colesterol y repercusiones vasculares, resulta preocupante que, en España, entre el 18 y el 20 % de los adultos sobrepasen los 250 mg/dl.

¿POR QUÉ EL INFARTO AFECTA ANTES A LOS HOMBRES?

Entre los principales factores de riesgo cardiovascular figura el de ser hombre... y también, mujer posmenopáusica. Es sabido que las mujeres en edad fértil tienen una frecuencia de enfermedad cardiovascular mucho más baja que los hombres. Ello parece estar en relación con unos niveles más elevados de col-HDL. Algunos autores han señalado que los niveles del col-HDL continúan siendo aproximadamente 10 mg/dl más elevados en mujeres que en hombres, en todas las edades. Así pues, entre los factores que influyen en las concentraciones de col-HDL en la sangre está el sexo: las mujeres suelen tener cifras más elevadas que los hombres.

De este modo, las mujeres en edad fértil parecen gozar de una protección natural vinculada a las hormonas, considerando que los estrógenos (denominación general de las hormonas sexuales femeninas) ejercen efectos beneficiosos sobre el perfil de los lípidos, pero también sobre la pared de los vasos sanguíneos y otros factores susceptibles de riesgo. Después de la menarquía (la primera regla) las mujeres presentan valores más elevados de col-HDL que los hombres de edades similares. Pero cuando inician la menopausia, a menudo tienen un aumento de peso, concentraciones más elevadas de col-LDL y concentraciones inferiores de col-HDL.

El inicio de la enfermedad cardíaca coronaria en las mujeres se produce, como promedio, aproximadamente diez años más tarde que en los hombres.

ENDURECIMIENTO DE LAS ARTERIAS: ¿UN TRASTORNO QUE COMIENZA EN LA INFANCIA?

¿Es la aterosclerosis un trastorno pediátrico? Tal como señalaba el profesor Grande Covián, «el proceso aterosclerótico comienza mucho antes de lo que se creía». Y se ha demostrado que el proceso aterosclerótico es dependiente del tiempo de vida, y se inicia en las edades más tempranas, considerándose en la actualidad su prevención como un problema pediátrico.

De una manera general, los trabajos encaminados al estudio de las concentraciones de lípidos en diversas poblaciones infantiles observan que los niños de los países con una elevada repercusión de cardiopatía isquémica presentan un colesterol medio más elevado que los de aquellos que tienen una baja mortalidad cardiovascular.

Por ello, las autoridades sanitarias expresan gran preocupación cuando ven que uno de los factores de riesgo primarios de este trastorno, la hipercolesterolemia, es frecuente entre la población infantil. En España, la situación es alarmante y, en este sentido, se considera que el impacto potencial para la salud pública de los niveles actuales de colesterol en la población infantil y juvenil es extremadamente importante, a tal punto que pueden predecir un futuro incierto para la salud cardiovascular de la población.

¿Qué relación tiene la alimentación con estos datos?

Estudios epidemiológicos realizados en niños de diferentes países demuestran que, al igual que sucede con los adultos, los niveles más elevados de colesterol se observan en los pertenecientes a países con dietas más ricas en grasas saturadas y colesterol. Algunos de los cambios recientes en nuestra alimentación parecen particularmente poco favorables a la salud: la animalización de la dieta, el uso abundante de productos de bollería, y el recurso frecuente a comidas precocinadas y del tipo *fast-food* son claros exponentes de ello. Así, existen datos sobre grupos de adolescentes españoles que indican que el consumo de grasas saturadas aporta porcentajes superiores al 13 % de la energía total.

Riesgo de enfermedades vasculares

En este punto podremos observar que ni la dieta tiene la exclusiva en el aumento de los niveles de colesterol ni, por su parte, el aumento de colesterol tiene la exclusiva de la aterosclerosis.

El riesgo cardiovascular puede deberse a múltiples factores (véase la tabla siguiente). Repasaremos aquí algunos de ellos; y además de estos factores «clásicos», comentaremos también otros dos que cuentan con menos consenso, pero donde el progreso de la investigación empieza a justificar que quizá se los haya de tener muy en cuenta.

ALGUNOS DE LOS PRINCIPALES FACTORES DE RIESGO CARDIOVASCULAR (SOCIEDAD ESPAÑOLA DE ARTERIOSCLEROSIS)	
No modificables	**Modificables**
Edad	Tabaco
Ser varón	Hipertensión arterial
Mujer posmenopáusica	Aumento del col-LDL
Herencia genética	Disminución del col-HDL
Historia personal de enfermedad coronaria	Obesidad
	Sedentarismo
Diabetes mellitus	

LOS GENES TAMBIÉN CUENTAN

En el desarrollo de la arteriosclerosis intervienen diversos factores, tanto genéticos como ambientales.

En torno a un millón y medio de españoles, cifra que corresponde a un 4 % de la población total, padecen hipercolesterolemia familiar. En esta enfermedad genética los niveles sanguíneos de colesterol son extremadamente elevados y los individuos que la padecen desarrollan aterosclerosis desde la niñez, así como depósitos de colesterol en tendones y piel.

En los individuos heterocigotos (es decir, aquellos en los que sólo uno de sus progenitores ha transmitido la enfermedad) los niveles de colesterol total oscilan entre 260 y 600 mg/dl, y en los homocigotos (aquellos en los que ambos progenitores han transmitido la enfermedad) se encuentran valores de entre 600 y 1.200 mg/dl. Por si fuera poco, este aumento del colesterol total se produce a expensas del col-LDL.

El riesgo de estos individuos de padecer cardiopatía isquémica por aterosclerosis coronaria es significativamente superior al encontrado en la población normal. De hecho, el 85 % de estas personas fallecerán de un infarto o de enfermedad cardiovascular si no reciben atención médica. Los pacientes homocigotos que, afortunadamente, son, con diferencia, los menos, la mayoría mueren por infarto de miocardio en la infancia o antes de finalizar la segunda década de la vida. En ellos no sólo se comprueba el desarrollo de aterosclerosis grave en las arterias coronarias, sino también en otras zonas del árbol arterial, como la arteria aorta y las arterias pulmonares, habiéndose descrito también aterosclerosis en los miembros inferiores. Las manifestaciones de aterosclerosis en los individuos heterocigotos son más tardías y varían según el sexo; la cardiopatía isquémica es más frecuente en el hombre y su aparición más temprana, como promedio a los 43 años, mientras que en la mujer ocurre a los 53 años.

Este trastorno pone en evidencia, por un lado, la estrecha relación existente entre los niveles anormalmente elevados de colesterol y la aterosclerosis, y, por otro lado, que otros factores al margen de la dieta pueden ser responsables de los mismos.

ESTRÉS Y ENFERMEDAD CORONARIA

Los factores psicosociales adversos se consideran como un factor de riesgo de la cardiopatía isquémica. El efecto del estrés sobre los niveles de colesterol no está perfectamente aclarado; no obstante, hay información que indica que se ha demostrado un aumento de la concentración de colesterol total en situaciones estresantes. Además, se considera el estrés como una de las causas desencadenantes más frecuentes encontradas al interrogar a los pacientes ingresados en un hospital por una crisis coronaria. Incluso se considera que, para minimizar el efecto del estrés agudo sobre los niveles de lípidos, es recomendable que aquellas personas a las que se van a realizar determinaciones de lípidos se relajen sentadas durante, al menos, cinco minutos antes de la extracción de sangre.

La dificultad de conocer con mayor exactitud en qué medida afecta el estrés reside en que éste no se puede cuantificar. Friedman y Rossenman describieron el tipo de personalidad que se correlacionaba mejor con la enfermedad coronaria y lo llamaron el tipo de personalidad «A», caracterizado por la prisa y el afán de resolución exitosa de todas las situaciones, elevada competitividad y reacciones hostiles fácilmente provocadas, siendo, por lo demás, el tipo de persona que más se valora y favorece en nuestros modelos sociales. Se ha encontrado que los tipos A muestran mayor reactividad cardiovascular ante las amenazas de pérdida de control, la pérdida de la posibilidad de elección y los estresores ambientales, y se considera que su susceptibilidad frente a las enfermedades coronarias es mayor.

SEDENTARISMO Y COLESTEROL

Atendiendo a las cifras de que se dispone, se puede señalar que en España el deporte nacional es el sedentarismo. Y es que el número de sedentarios es, respectivamente, del 13, 20 y 49 % de los sujetos de 25-44, 45-65 y 65 años o más.

No obstante, existe un consenso muy generalizado acerca de los beneficios que sobre la salud tiene la práctica de ejercicio bien planificado y adaptado a las necesidades de cada individuo. Así, por ejemplo, hay muchas evidencias de que la actividad física modifica favorablemente el perfil de lípidos. Uno de los cambios positivos asociados al ejercicio continuado es una elevación de las concentraciones del col-HDL. Esta elevación y el descenso de los triglicéridos (de los que hablamos en el capítulo «¿Qué funciones desempeña el colesterol?») como consecuencia de la práctica de ejercicio físico han sido comprobados en numerosos estudios llevados a cabo con corredores de maratón, esquiadores de fondo, tenistas y jugadores de fútbol. Por otro lado, los individuos activos presentan una menor concentración de col-LDL que los sedentarios.

La enfermedad coronaria es significativamente menos frecuente en las personas que practican ejercicios dinámicos o isotónicos (carrera ligera, paseo en bicicleta o natación) de forma habitual, que en aquellas que llevan una vida sedentaria. Además, entre los tipos de ejercicio más recomendables se encuentran actividades que no se consideran propiamente deportes, como andar, subir y bajar escaleras, los trabajos domésticos, el baile, los juegos...

Los cambios favorables sobre los niveles de lípidos inducidos por ejercicio pueden detectarse a partir de la primera semana de entrenamiento en sujetos que previamente llevaban una vida sedentaria. Por otra parte, estos efectos benéficos tienen una duración limitada, observándose variaciones a partir de la segunda semana de reducción o suspensión del programa de ejercicios.

La Sociedad Española de Cardiología ha señalado la conveniencia de que «como estrategia dirigida a la población, los organismos públicos y las diversas entidades cívicas en colaboración con ellos, establezcan las condiciones necesarias para que las personas de todas las edades puedan mantener su peso corporal y realizar ejercicio físico de forma habitual, para lo que se recomienda el establecimiento de programas de educación deportiva y de instalaciones adecuadas».

Una medida general que proponen los expertos, cuando el trabajo es sedentario, es llevar a cabo un ejercicio moderado, no agotador, durante el tiempo libre, con sesiones de 20-30 minutos en días alternos, o bien caminar una hora diaria.

De todas formas, puesto que el ejercicio modifica múltiples aspectos de nuestro funcionamiento, su prescripción y planificación debe quedar siempre, tanto en la salud como, con mayor motivo, en la enfermedad, en manos de un profesional competente.

EL TABACO

La causa más importante de mortalidad en los fumadores son las enfermedades cardiovasculares, especialmente el infarto de miocardio y la muerte súbita. Fumar es, según la Sociedad Europea de Aterosclerosis, un factor de riesgo de cardiopatía isquémica. Los fumadores tienen un 70 % más de probabilidades de padecer enfermedad coronaria que los no fumadores; el riesgo aumenta con el número de cigarrillos consumidos diariamente, la edad de inicio y el hábito de inhalar el humo. Con todo, el concepto de bajo riesgo de tabaquismo no existe. Al dejar de fumar, se reduce de forma drástica el riesgo, pero no es hasta transcurridos entre 10 y 15 años cuando se alcanza el nivel de riesgo coronario de las personas no fumadoras.

¿A quién se considera fumador? A todo aquel individuo que ha consumido algún tipo de tabaco (cigarrillos, puros, tabaco de pipa e incluso tabaco no inhalado) por lo menos durante el último mes. Por lo general, se considera que el riesgo de fumar puros o en pipa es inferior al de fumar cigarrillos aunque, naturalmente, sigue siendo superior al de aquellos que no fuman nada.

Por su parte, los fumadores pasivos constituyen un importante grupo de riesgo, puesto que inhalan la corriente secundaria de humo, que contiene concentraciones proporcionalmente superiores de monóxido de carbono, nicotina y otros componentes tóxicos del humo.

El tabaco contribuye al desarrollo de la arteriosclerosis por diferentes mecanismos. Entre los fenómenos derivados de la nicotina cabe citar el aumento de las concentraciones de las LDL y la disminución de las HDL, y el daño directo sobre la pared de la arteria. Por su parte, el monóxido de carbono aumenta el colesterol y la adhesividad de las plaquetas.

¿SON RESPONSABLES LAS BACTERIAS?

La idea más extendida sobre la aterosclerosis es que se trata de una enfermedad crónica ligada al desgaste y a los excesos, lo opuesto a lo que se considera una enfermedad infecciosa clásica. Pero después de dos décadas de discreta gestación, la hipótesis infecciosa de la aterosclerosis está saliendo últimamente a la luz, y un virus y una bacteria empiezan a relacionarse con ella. Algunos estudios han encontrado dicha bacteria *(Chlamydia pneumoniae)* en placas de aterosclerosis humanas, pero es evidente que ello no resulta suficiente para responsabilizarla de la enfermedad.

En 1988 dos médicos del Hospital Central de Helsinki, en Finlandia, descubrieron una inesperada diferencia entre las personas que habían sufrido infartos y las que no: las primeras solían presentar anticuerpos contra dicha bacteria, lo que indicaba que habían estado infectadas por ella, mientras que las segundas no. Desde entonces, otros equipos de investigadores han confirmado el hallazgo. Según un reciente estudio de la Universidad de Utah (Estados Unidos), cuyos resultados fueron presentados en junio de 1997, de cada 100 pacientes con arteriosclerosis, 79 están infectados por esta bacteria. Siguiendo estos datos, aún habría 21 casos sobre 100 cuyo trastorno vascular no estaría relacionado con este microorganismo.

No cabe duda de que la responsabilidad de este u otros microorganismos en la arteriosclerosis, de confirmarse esta implicación, representaría un cambio absolutamente revolucionario en la comprensión de esta enfermedad y de las consecuencias a ella asociadas. Sea cual sea la validez de la hipótesis de un origen infeccioso de la aterosclerosis, siempre continuará siendo recomendable mantener una dieta saludable, no fumar y practicar ejercicio físico.

LA TEORÍA DE LA HOMOCISTEÍNA

Sin tener en cuenta el colesterol, pero refiriéndonos de nuevo a la dieta, encontramos la teoría de la homocisteína. Aquellos que la defienden sugieren un enfoque totalmente nuevo para comprender la causa de la arteriosclerosis. Esta sustancia, que se produce en el organismo a partir de un aminoácido esencial, la metionina, ejercería un efecto nocivo sobre la pared arterial.

La acumulación de homocisteína en la sangre puede deberse a diferentes factores, entre los que figuran la dieta. Según esta propuesta, los factores dietéticos que determinan las concentraciones sanguíneas de homocisteína son dos: por un lado, el contenido total de metionina que se ingiere con las proteínas de los alimentos, y por otro, el contenido en la dieta de determinadas vitaminas (B6 o piridoxina, B9 o ácido fólico y B12 o cobalamina), que intervienen en reacciones que favorecen la disminución de esta sustancia.

Los defensores de esta teoría señalan que, en nuestras dietas occidentales, ambos factores se dan de forma particularmente negativa; se ingiere un exceso de proteínas y en cambio no se recibe un aporte adecuado de vitaminas. Así, por un lado, si bien la metionina está presente en todas las proteínas, no todas la contienen en iguales proporciones. Las proteínas de origen animal, como las procedentes de la carne, los huevos y la leche son ricas en metionina, mientras que las proteínas de origen vegetal, como las de los cereales y legumbres, presentan un aporte menor de este aminoácido. Por otro lado, el refinado de los alimentos y los múltiples tratamientos a los que a menudo son sometidos, disminuiría su contenido vitamínico, afectando también a las vitaminas mencionadas.

En pueblos primitivos y en otras poblaciones, como ocurre en los países mediterráneos que han seguido una alimentación tradicional, las dietas se basan en alimentos de origen vegetal y se componen de alimentos frescos, poco manipulados, lo que equivale a decir que se ingiere poca metionina y muchas vitaminas, y es sabido que la sensibilidad de estas poblaciones a la arteriosclerosis es reducida. Y a la inversa, la teoría de la homocisteína explicaría por qué las poblaciones que consumen grandes cantidades de alimentos de origen animal y alimentos altamente procesados, refinados y conservados presentan una sensibilidad aumentada a la arteriosclerosis.

En la práctica, las recomendaciones dietéticas de los defensores de la teoría de la homocisteína tienen muchos puntos en común con las que proponen aquellos que ven en el colesterol uno de los principales factores de riesgo de la enfermedad vascular: dieta variada, amplia presencia de alimentos de origen vegetal, y consumo de alimentos frescos y lo menos manipulados posible.

El colesterol y los alimentos

Con nuestros modelos alimentarios, el consumo de colesterol se sitúa, habitualmente, alrededor de los 400 mg/día, aunque en algunas personas estas ingestas son muy superiores y pueden llegar hasta 1 g. Como ocurre con todos los demás nutrientes que incorporamos, la ingesta de colesterol depende de nuestra selección de alimentos.

En la tabla de la página siguiente puede verse el contenido en colesterol de algunos alimentos.

COLESTEROL EN EL HUEVO: UN ASPECTO QUE LIMITA SU CONSUMO

El huevo es un excelente alimento, de un gran valor nutritivo. Sus proteínas son consideradas como las de mayor calidad, pues su perfil de aminoácidos esenciales es el que mejor se ajusta a nuestras necesidades.

Además, el huevo presenta cantidades interesantes de vitaminas (como la riboflavina o vitamina B2 y la vitamina B12 o cobalamina) y de ciertos minerales (por ejemplo, el hierro).

Desde el punto de vista de la alimentación, el huevo presenta muchas posibilidades culinarias, pudiendo comerse de

CONTENIDO EN COLESTEROL DE ALGUNOS ALIMENTOS
(en mg por cada 100 g)

Alimento	mg de colesterol	Alimento	mg de colesterol
Sesos	2.600	Queso de bola	85
Yema de huevo	1.400	Beicon	80
Huevo	500	Chorizo	80
Hígado de pollo	350	Salmón	80
Caviar	310	Queso Roquefort	80
Mayonesa	260	Jamón serrano	67
Mantequilla	230-250	Merluza	67
Calamares	222	Entrecot (ternera)	65
Gambas	180	Rape	65
Magdalenas	130-203*	Leche entera	14
Cruasán	44-130*	Requesón	13
Nata	100-140	Yogur natural	8-13
Gruyere, Emmental	100	Leche desnatada	2
Lomo de cerdo	90	Clara de huevo	0
Pollo	90		

* Existe gran variabilidad en las diferentes tablas consultadas cuya justificación se debe, probablemente, a la forma en que se ha elaborado el producto.

muchas maneras distintas, y forma parte de múltiples preparaciones. Por último, cabe añadir que es un alimento que goza de una gran aceptabilidad a todas las edades.

Pero la gran limitación en el consumo de huevo, y que impide que contribuya de forma importante al equilibrio nutricional, es su elevado contenido en colesterol. Y es que 100 g de huevo, es decir, el equivalente a dos huevos de tamaño mediano, contienen alrededor de 500 mg de colesterol.

No obstante, aquí se hace absolutamente necesario hablar por separado de la clara y la yema. En la clara no hay colesterol y, en consecuencia, todo el colesterol del huevo está en la yema. En 100 g de yema, lo que corresponde a algo más de cinco yemas, hay unos 1.400 mg de colesterol. Una forma de evitar elevadas ingestas de colesterol, aprovechando al mismo tiempo la excelente calidad de la proteína del huevo, es incluir sólo la clara en la alimentación. Esto tiene aplicaciones en el campo de la dietoterapia, como en aquellos casos en los que interesa la reducción de la ingesta de lípidos. Evidentemente, ello no debe interpretarse en ningún caso como el salvoconducto para «una ingesta excesiva de proteínas sin riesgos». También puede resultar una buena opción para personas que siguen una alimentación vegetariana. En este contexto, la tortilla de claras suele estar bien considerada.

Por último, en relación al consumo de huevo entero, hay que señalar que el tipo de preparación no modifica la cantidad de colesterol y así, por ejemplo, tiene tanto colesterol un huevo duro como un huevo frito.

El consumo recomendado de huevos para los adultos de ambos sexos es de 3 a 4 unidades semanales, evitando ingerir más de dos huevos a la vez.

Recientemente se está procediendo a modificaciones en la dieta de las gallinas para influir sobre los contenidos nutricionales del huevo, en particular modificando el perfil de sus ácidos grasoso. Se trata de proporcionarles alimentos de origen marino, como el krill antártico *(Euphasia superba)*, para que el huevo aporte cantidades de ácidos grasos de la familia n-3, que normalmente no se hallan en este alimento (un tipo de ácidos grasos cuyo consumo se asocia habitualmente a efectos favorables frente al colesterol y la enfermedad vascular). Se han señalado logros en este sentido, y se han comercializado huevos con mayores contenidos en estos ácidos grasos poliinsaturados. Lo que no queda claro es hasta qué punto esta medida es efectiva para «compensar» las importantes cantidades de colesterol presentes en la yema y si, como evidentemente persiguen los fabricantes, puede justificar un aumento en la recomendación del número de huevos a consumir.

COLESTEROL Y ALIMENTOS LÁCTEOS

El hombre, a diferencia de lo que ocurre con los demás animales mamíferos, continúa tomando leche, fundamentalmente de vaca, en la edad adulta. Este consumo es cuestionado a menudo por diferentes motivos, pero lo que no se le puede negar a la leche, desde un punto de vista nutricional, es que la calidad de sus proteínas es excelente, y su aporte en calcio elevado. En la actualidad, alrededor del 60 % del calcio de la dieta de los españoles se obtiene a partir de los alimentos lácteos. La importancia de la contribución de la leche al aporte de determinados nutrientes radica, paradójicamente, en su elevado contenido en agua. Eso permite tomar cantidades importantes de este alimento, hasta 1/2 litro diario en el caso de los adultos. Este planteamiento tiene también su lado menos favorable cuando nos referimos a nutrientes de los que conviene tomar cantidades reducidas o minimizar al máximo su consumo. Éste es el caso del colesterol. El contenido de colesterol de la leche no es muy elevado, 14 mg/100 ml, pero cuando se toma 1/2 litro este valor se multiplica por cinco, y ofrece entonces la respetable cifra de 70 mg. Cuando la leche es desnatada, se elimina la fracción lipídica y con ella gran parte de su colesterol, quedando entonces reducido su contenido a unos 2 mg/100 ml. En la leche semidesnatada, el contenido de colesterol es de alrededor de 7 mg/100 ml.

La leche sirve como base para la preparación de muy diversos productos. Éste es el caso, por ejemplo, de las leches fermentadas, entre las que destaca en nuestro medio, por su tradición y consumo, el yogur. Debido a la mejor digestibilidad y a los efectos benéficos de sus microorganismos vivos, muchos nutricionistas prefieren recomendar el consumo de yogur al de la leche. El yogur entero tiene una cantidad de colesterol algo inferior al de la leche entera, entre 8 y 13 mg/100 g según las tablas, y al igual que ocurre con su alimento de origen, su contenido en colesterol se reduce extremadamente cuando se presenta en forma desnatada, aportando entonces alrededor de 1 mg de colesterol por cada 100 g de producto.

Otro gran derivado de la leche es el queso. El queso, que al igual que la leche resulta un alimento excelente por su extraordinario aporte en proteínas y calcio, presenta por término medio, aunque con diferencias considerables según el tipo, cantidades importantes de grasas saturadas y colesterol. La cantidad de este lípido presente en los quesos de consumo más habitual se suele situar entre los 70 y los 110 mg de colesterol por cada 100 g de producto, lo cual significa cantidades importantes. Por ello, la mejor recomendación para el consumo de queso queda recogida en el refranero popular cuando dice aquello de que «todos los días queso y un queso al año».

Otros productos que se obtienen de la leche pero que presentan características nutricionales muy diferentes son la nata y la mantequilla. Dado que se obtienen de la extracción de la grasa de la leche, ello explica que su contenido en colesterol sea elevado. En el caso de la nata se sitúa entre los 100 y los 140 mg por cada 100 g, y en el de la mantequilla, cuyo contenido en grasa es muy superior al de aquélla, la cantidad de colesterol asciende a los 230-250 mg/100 g. Ante estas cifras, y no tratándose de alimentos básicos, se recomienda que su consumo sea más bien ocasional.

Finalmente, a la hora de contabilizar el consumo de alimentos lácteos, no se debe olvidar que la leche entra a formar parte de la composición de numerosas recetas que gozan de amplia aceptación (helados, cremas, flanes...) y que suelen ser consumidas por muy distintos tipos de personas.

No obstante, el consumo de alimentos lácteos y su relación con los niveles de colesterol y la aterosclerosis presenta también, no podía ser menos, datos para la controversia. Así, en la bibliografía hay información que señala que la administración de leches fermentadas (como el yogur) y de leche reduciría los niveles de colesterol; incluso se han citado algunos de sus componentes (ácido orótico) como los responsables de este efecto.

La compleja relación entre alimentación y salud no deja de recordarnos que, a la hora de alimentarnos, la moderación y la variedad son, sin duda, dos consejos de oro.

LOS VEGETALES NO TIENEN COLESTEROL

El colesterol es un lípido exclusivo del reino animal; por consiguiente, los alimentos vegetales no lo contienen.

Así pues, en una dieta vegetariana, en la que los alimentos que entran en su composición son exclusivamente de origen vegetal, no habrá colesterol.

No obstante, hay que tener en cuenta que algunos otros componentes nutritivos de los alimentos vegetales pueden influir favorable o desfavorablemente en los niveles de colesterol.

¿CUÁNTO COLESTEROL ESTAMOS TOMANDO?

Con nuestro modelo alimentario actual las probabilidades de superar los 300 mg diarios de colesterol son más que elevadas. Veámoslo en un ejemplo de modelo de ingesta que puede considerarse habitual atendiendo a lo que se consume:

Una dieta que contenga:

- 200 g de carne magra (120 mg)
- 250 ml de leche (35 mg)
- 250 mg de yogur (32 mg)
- 50 g de queso (45 mg)
- 100 g de embutido (chorizo) (80 mg)
- 100 g de bollería industrial (150 mg)

proporcionará 462 mg de colesterol, es decir, un 50 % más de la recomendación actual. Si a este modelo le añadimos el consumo de un solo huevo, las cifras se elevarían entonces hasta los 700 mg.

Con el ejemplo presentado podemos comprobar que, a poco que los alimentos de origen animal excedan en su presencia, lo cual es muy habitual, las cantidades de colesterol ingeridas se disparan con rapidez.

Así pues, debido a la estrecha relación que existe entre la ingesta de alimentos de origen animal y la proporción de colesterol, la recomendación que limita el consumo de este último debe entenderse también como una llamada a la prudencia en el consumo de aquéllos.

RECOMENDACIONES ALIMENTARIAS BÁSICAS
PARA NO INGERIR COLESTEROL EN EXCESO

Sin duda, la principal recomendación a este respecto es vegetalizar la dieta. Una dieta con un alto componente de alimentos de origen vegetal tiene muchas probabilidades de contener poco colesterol. Por el contrario, a medida que vamos introduciendo alimentos de origen animal, las posibilidades de aumentar las cantidades de este lípido son mayores.

Dietas en las que sean frecuentes las vísceras, se incluyan muchos huevos, abunde el marisco y se consuman además cantidades importantes de alimentos cárnicos, aportarán cantidades excesivas de colesterol.

El consumo de carne es habitualmente excesivo, considerando la cantidad de proteínas que contiene y nuestras necesidades. Las recomendaciones respecto al consumo de carne hacen hincapié en la necesidad de reducir los consumos excesivos, limitar el consumo de carnes de vaca, buey, ternera, cordero y cerdo a un máximo de dos a tres veces por semana, y proponer las carnes de ave, pollo y pavo, como las mejores.

Pero una alimentación predominantemente vegetal presenta un cúmulo de ventajas que va más allá de la menor presencia de colesterol y un perfil de grasas más insaturado (lo cual no es de por sí poca cosa). Además, en una dieta más vegetal:

- El grueso de las proteínas también serán vegetales, lo cual se ha propuesto como favorable. La mayor parte de las recomendaciones insisten en el hecho de que las proteínas de origen vegetal aportan, al menos, el 50 % del total de proteínas necesario.

- Se aportan nutrientes como las vitaminas E, C y ácido fólico, cuya deficiencia se asocia a trastornos cardiovasculares. Las principales fuentes alimentarias de estos nutrientes son de origen vegetal.
- Habrá más fibra, un tipo de componente que se encuentra exclusivamente en alimentos de origen vegetal.

Así pues, y a modo de resumen, la alimentación que aporta cantidades excesivas de colesterol no sólo resulta desequilibrada con respecto a este nutriente, sino que, además, presenta numerosos excesos y defectos en otros aspectos. Por el contrario, la alimentación rica en vegetales no sólo presenta la ventaja de que incorpora una cantidad reducida de colesterol, sino toda una constelación de otros perfiles favorables que inducen a reducir sus niveles y a proteger mejor el organismo frente a las enfermedades cardiovasculares.

El impacto de la dieta
sobre nuestro colesterol

Algunos de los componentes nutricionales de nuestras dietas se relacionan con nuestros niveles de colesterol. Contra lo que podría parecer, los distintos tipos de grasas ejercen una mayor influencia que la propia ingesta del colesterol dietético.

LAS GRASAS DE LOS ALIMENTOS

Las grasas, cuya denominación técnica es la de triglicéridos (o, más específicamente, triacilglicéridos) son el resultado de la unión de tres ácidos grasos con una molécula de glicerol. Los primeros son los componentes más importantes de las grasas. Existen diversas formas de clasificarlos pero, a efectos de este manual, la que más nos interesa es aquella que los divide en:

- Ácidos grasos saturados (AGS). No contienen dobles enlaces en su estructura. Sus principales representantes en la dieta son los ácidos láurico, mirístico, palmítico y esteárico.
- Ácidos grasos monoinsaturados (AGMI). Poseen un doble enlace en su estructura. Con diferencia, el principal

ácido monoinsaturado de nuestra alimentación es el ácido oleico.

- Ácidos grasos poliinsaturados (AGPI). Presentan dos o más dobles enlaces en su estructura. En este grupo se incluyen los dos ácidos grasos esenciales, el ácido linoleico y el alfalinolénico, pertenecientes a dos familias diferentes, las llamadas n-6 y n-3, respectivamente. Entre los AGPI también merecen mencionarse el ácido eicosapentaenoico (EPA) y el ácido docosahexaenoico (DHA), miembros también de la familia n-3.

Así pues, una aparentemente pequeña modificación de su estructura, la presencia de dobles enlaces, resulta de una importancia trascendental, no sólo por lo que al colesterol se refiere, sino también por cuestiones de gran interés nutricional, como su esencialidad.

ACLARACIONES SOBRE LA CALIDAD DE LAS GRASAS EN LOS DIFERENTES ALIMENTOS

Un aspecto fundamental de la calidad de las grasas alimentarias son sus distintas proporciones de ácidos grasos saturados e insaturados. Y en este aspecto, a nivel popular, existen algunos malentendidos importantes. Así, por ejemplo, decimos que las carnes y productos lácteos contienen grasas saturadas, pero estos alimentos también contienen grasas insaturadas. Lo correcto es decir que en estos alimentos predominan las grasas saturadas, lo cual es particularmente evidente en los productos lácteos.

A la inversa, se dice que las grasas vegetales son grasas insaturadas, mientras que, por ejemplo, el aceite de oliva contiene alrededor de un 14 % de grasas saturadas. Además, en algunos alimentos vegetales, como el coco y los aceites de palma y palmiste, las grasas saturadas son mayoritarias.

GRASAS SATURADAS Y COLESTEROL

En los años cincuenta comenzó el interés por la relación entre los ácidos grasos de la dieta y los niveles de colesterol. Dos pioneros en estos estudios fueron el norteamericano Ancel Keys y el español Francisco Grande Covián. Con sus estudios demostraron que, al compararlos con los glúcidos, los ácidos grasos saturados aumentaban los niveles de colesterol, los poliinsaturados los reducían y los monoinsaturados tenían un efecto neutro.

Un estudio clásico en las relaciones entre el consumo de grasa y los niveles de colesterol es el llamado estudio de los «Siete Países» dirigido por A. Keys, en el cual participaron personas de Finlandia, Italia, Grecia, Japón, Holanda, Estados Unidos y la antigua Yugoslavia. En el mismo se puso de manifiesto que los factores dietéticos eran responsables de las diferencias en la mortalidad coronaria observadas en los diferentes países participantes, y se comprobó que las poblaciones del área mediterránea tenían, junto a Japón, una mortalidad coronaria menor.

Más concretamente, este estudio demostró que el consumo de grasa total y grasa saturada se relacionaba directamente tanto con las cifras medias de colesterol de las distintas poblaciones estudiadas, como con su mortalidad por enfermedad coronaria. En el estudio se identificó, además, la existencia en los países occidentales de dos perfiles alimentarios distintos: el de los países mediterráneos, y el del norte y centro de Europa, por ejemplo Finlandia y Holanda. Estos últimos, con un consumo mayor de leche y carne (es decir, de grasas saturadas) presentaban tasas mucho más elevadas de enfermedad coronaria que los países mediterráneos.

Los conocimientos derivados del estudio de los «Siete Países» se han consolidado con los resultados similares de otros estudios y, en la actualidad, se considera claramente demostrado que los ácidos grasos saturados aumentan el colesterol total y el col-LDL. Hoy se admite que el consumo de grasas saturadas es el factor dietético más directamente relacionado con los niveles elevados de colesterol, el desarrollo de la arteriosclerosis y la mortalidad coronaria en diferentes países. Las grasas saturadas son las que predominan en los alimentos lácteos y cárnicos, aunque el pescado constituye una excepción entre los alimentos de origen animal.

Pero también entre las grasas saturadas cabe un lugar para las diferencias. No todos los ácidos grasos saturados parecen ejercer la misma influencia a la hora de aumentar los niveles de colesterol, y parece que son los ácidos láurico, mirístico y palmítico los que provocan un mayor efecto en este sentido.

¿QUÉ TIPO DE GRASAS ES MÁS SALUDABLE?

Tradicionalmente sujetos a poca atención, en la actualidad se consideran los ácidos grasos monoinsaturados, y muy en particular el ácido oleico, como el tipo de grasa ideal.

El ácido oleico es el principal ácido graso presente en el modelo alimentario cardiosaludable conocido como alimentación mediterránea. Ello se debe, fundamentalmente, al hecho de que representa alrededor del 70 % de los ácidos grasos del aceite de oliva, la grasa mediterránea por excelencia.

Hoy se sabe que la sustitución de grasa saturada por ácidos grasos monoinsaturados disminuye las concentraciones de colesterol total y de col-LDL, mientras que las de col-HDL no se modifican, y existe, por otro lado, controversia acerca de su eventual capacidad de aumentar el col-HDL, tal y

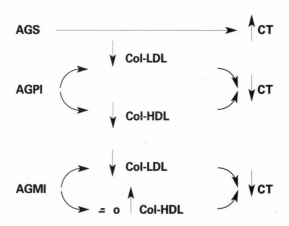

RELACIÓN ENTRE LOS ÁCIDOS GRASOS DE LA DIETA Y LOS NIVELES DE COLESTEROL

AGS ⟶ ↑ CT

AGPI ↓ Col-LDL / ↓ Col-HDL ↓ CT

AGMI ↓ Col-LDL / = o ↑ Col-HDL ↓ CT

En 1953, Keys estableció la hipótesis de que el tipo y la cantidad de grasa era un factor determinante de las concentraciones plasmáticas de colesterol. Hoy se considera que un nivel elevado de las mismas (de 200 mg/dl) es un factor de riesgo primario de arteriosclerosis.

CT: Colesterol total.
Col-HDL: Colesterol ligado a las lipoproteínas de alta densidad. Es el llamado colesterol «bueno».
Col-LDL: Colesterol ligado a las lipoproteínas de baja densidad. Es el llamado colesterol «malo».

como se ha observado en algunos estudios en los que se sustituyeron ácidos grasos poliinsaturados por monoinsaturados (véase la tabla de la página siguiente).

Con todo, en la actualidad no está claro si los efectos favorables sobre el perfil lipídico de los AGMI se deben al ácido oleico *per se* o si son el resultado de la reducción del aporte de grasa saturada.

En definitiva, los AGMI serían tan eficaces como los AGPI en la reducción de los niveles de col-LDL, y además los primeros podrían aumentar las concentraciones de col-HDL. Pero, entonces, si las grasas poliinsaturadas son beneficiosas frente a las saturadas en lo que a niveles de colesterol se refiere, ¿por qué se limita su consumo a un porcentaje igual o incluso inferior al de aquéllas? La explicación radica, en primer lugar, en que las dietas ricas en ácidos grasos poliinsaturados disminuyen los niveles de colesterol y también las LDL pero, a diferencia de lo que ocurre con los ácidos grasos monoinsaturados, también reducen las HDL. Dado que existen múltiples evidencias de que las HDL contribuyen a impedir el desarrollo de la aterosclerosis, las dietas óptimas para reducir los niveles de colesterol deberían aumentar, o al menos no disminuir, los niveles de HDL.

Además, dichas dietas aumentan la susceptibilidad de las LDL a la oxidación, una modificación que, como se verá más adelante, es particularmente negativa. Las dietas ricas en ácido linoleico (ácido graso poliinsaturado) producen unas LDL más susceptibles a la modificación oxidativa que las dietas ricas en ácido oleico.

LAS DOS FAMILIAS DE AGPI

Al hablar de los AGPI es obligado recordar que existen dos familias. La llamada omega-6 o n-6, a la que pertenecen el ácido linoleico y el araquidónico, y la llamada omega-3 o n-3 a la que pertenecen los ácidos alfalinolénico, EPA y DHA.

El interés por estos dos últimos surgió de la observación de la baja mortalidad cardiovascular que presentaba la población esquimal, gran consumidora de animales y grasas de origen marino, ricas en estos ácidos grasoso. No obstante, esta no es, evidentemente, la única diferencia nutricional entre ésta y otras poblaciones que presentan mayores problemas cardiovasculares; así, por ejemplo, cuando se compara la dieta de los esquimales de Groenlandia con la de la población de Dinamarca, se observa que los primeros consumen casi cinco veces más de AGPI n-3, pero también casi el doble de AGMI y su consumo en AGS es claramente inferior al de los daneses.

En la actualidad, se acepta que los AGPI n-3 reducen los valores de triglicéridos, pero su efecto sobre el col-LDL y el col-HDL es discutido. Al margen de la modificación del perfil lipídico, entre los mecanismos del presunto efecto protector de los AGPI n-3 se ha indicado también la inhibición de la agregación de las plaquetas, y la reducción de la viscosidad de la sangre y de la presión arterial.

Por último, hay que añadir que la alimentación mediterránea ofrece otro aval que la confirma como modelo alimentario: cuenta con más de dos mil años de antigüedad, con lo cual ha superado la prueba del tiempo.

El impacto de la elección de un tipo u otro de grasa en los alimentos es tal que incluso afecta a las cantidades de grasa que pueden recomendarse con la dieta. Keys demostró en el estudio de los «Siete Países» que, en relación con la incidencia de la cardiopatía isquémica o enfermedad coronaria, importa más el tipo de grasa consumido que la cantidad total de grasa. En los países mediterráneos, con baja incidencia de enfermedad coronaria, el consumo total de grasa no es pequeño, puesto que se sitúa entre el 35 y el 40 % del total de las calorías, pero, por el contrario, el contenido en grasa saturada suele ser bajo, ya que no supera el 10% del total de las calorías, mientras que el contenido en ácidos grasos monoinsaturados es elevado. En este sentido, el propio Keys, en una carta dirigida al director de la prestigiosa revista *The Lancet* en 1987, indicaba que «la política de reducir la ingesta de grasas a un 30 % o menos de la energía de la dieta debe aplicarse únicamente a poblaciones como las del norte de Europa o Estados Unidos, en donde la mayor parte de la grasa de la dieta procede de la carne y de los productos lácteos. En las áreas mediterráneas muchas dietas aportan más del 30 % de la energía en forma de grasa y, en cambio, la cardiopatía coronaria es mucho menos común que en el norte de Europa y los Estados Unidos». Y añadía: «La peculiaridad de las dietas en Grecia y otras regiones ligadas al área mediterránea (Italia, Provenza, España y Portugal) reside en que son pobres en grasas saturadas, pero no en grasas totales. Esto refleja el empleo predominante del aceite de oliva en vez de las grasas de origen animal».

Así pues, las modificaciones cualitativas en la ingesta de grasa pueden resultar más importantes que las cuantitativas, lo cual tiene importantes repercusiones prácticas; así, por ejemplo, de ello se deduce que una dieta cardiosaludable no tiene por qué ser una dieta con pocas grasas, que puede resultar menos palatable, sino una dieta con un contenido en grasas adecuado tanto a la salud como al paladar.

¿CÓMO AFECTA EL COLESTEROL DEL PLATO AL COLESTEROL DE LA SANGRE?

Existe la evidencia de que el colesterol dietético ejerce una menor influencia que las grasas saturadas sobre los niveles de colesterol. Pero lo cierto es que las relaciones entre el colesterol del plato, el colesterol sanguíneo y la aterosclerosis son complejas, y los estudios realizados al respecto han dado resultados dispares.

¿Qué mecanismos podrían explicar que las repercusiones de la ingesta de colesterol sean menores de lo que podría esperarse? Por un lado, la capacidad de absorción del colesterol en nuestro intestino es limitada; se suele aceptar que sólo es absorbido del 40 al 50 % del colesterol ingerido.

Por otro lado, el porcentaje de absorción iría disminuyendo a medida que la ingesta se fuese alejando de los 500 mg. Además, hay que contar con el mecanismo de *feedback* anteriormente señalado que sería responsable de que cuanto más colesterol se ingiera, menos se sintetiza y viceversa.

De todo ello no debe deducirse que la reducción de su ingesta, cuando ésta sea excesiva y esté por encima de las recomendaciones, no sea importante, pero aún lo es más la reducción del consumo de grasa saturada.

Por último, recientemente se ha apuntado la posibilidad de que los efectos hipercolesterolemiantes de los ácidos grasos saturados estén relacionados con la presencia de colesterol en la dieta. En este sentido, el ácido palmítico no elevaría los niveles de colesterol en individuos que ingieren dietas bajas en colesterol y que poseen valores normales de este lípido, mientras que, por el contrario, tendría efectos hipercolesterolemiantes cuando el individuo presentase alteraciones en el metabolismo de sus lípidos, o cuando la ingesta de colesterol fuese elevada.

Sea como fuere, actualmente suele aceptarse que la reducción del colesterol dietético, casi siempre asociado a las grasas saturadas, incide favorablemente sobre los niveles de colesterol total.

DETERMINADOS DÉFICIT

Se trataría de déficits relacionados con una alimentación refinada, empobrecida y desvitalizada, que afectan fundamentalmente al aporte de vitaminas, minerales y fibra.

GRUPOS DE ALIMENTOS BÁSICOS Y SU RELACIÓN CON EL COLESTEROL

	Tipo de relación	Fundamento	Recomendación
Lácteos	Problemática	Elevado contenido en grasas saturadas	Evitar su toma excesiva Elegir desnatados
Huevos	Problemática	Elevado contenido de colesterol en la yema	Tomar de 2 a 3 unidades semanales
Carnes	Problemática	Elevado contenido en grasas saturadas	3 a 4 veces por semana
Pescados	Buena	Elevado contenido en grasas poliinsaturadas	3 a 4 veces por semana
Legumbres	Muy buena	Pocas grasas y muchas fibras solubles	3 a 4 veces por semana
Cereales	Buena	Pocas grasas	A diario
Aceite de oliva	Muy buena	Elevado contenido en grasas monoinsaturadas	A diario
Hortalizas	Buena	Pocas grasas y mucha fibra	A diario
Frutas	Buena	Pocas grasas	A diario
Fruta seca	Buena	Elevado contenido en grasas insaturadas	3 a 4 veces por semana o incluso a diario

Déficit en vitamina E

La importancia de la vitamina E con respecto a la enfermedad cardiovascular está relacionada con las eventuales modificaciones negativas que puede experimentar un tipo de lipoproteínas, las LDL. En la actualidad se considera que la modificación oxidativa de las LDL tiene un papel importante tanto en el inicio como en el desarrollo de la arteriosclerosis.

La oxidación de los ácidos grasos poliinsaturados de las LDL produce alteraciones que conducen a que éstas no sean captadas por los tejidos con normalidad, dando lugar a una serie de acontecimientos negativos para la salud de nuestras arterias.

La susceptibilidad de las LDL a la oxidación depende de la relación entre el contenido en ácidos grasos poliinsaturados y determinados antioxidantes. En la dieta existen nutrientes que se comportan como antioxidantes naturales y que, en consecuencia, pueden ejercer un importante papel en la prevención de la arteriosclerosis.

La vitamina E es uno de los más importantes. Concretamente, la idea de que la vitamina E puede actuar como un agente protector de la enfermedad coronaria está apoyada por importantes estudios y, actualmente, se considera esta vitamina como un agente antiaterosclerótico potencial de enorme interés.

La recomendación actual de vitamina E para la población española se sitúa en 12 mg diarios para los adultos de ambos sexos. Al tratarse de una vitamina liposoluble, su aporte está relacionado con las grasas ingeridas.

La importancia de los aceites a la hora de aportar cantidades suficientes de vitamina E es tal que, de no estar presentes en cantidades adecuadas en nuestra dieta, será muy difícil llegar a alcanzar las recomendaciones de la misma.

Déficit en vitamina C

La vitamina C, o ácido ascórbico, es un antioxidante de gran importancia, e interviene en la regeneración de la vitamina E una vez ésta ha sido utilizada en la eliminación de los radicales libres (estructuras altamente reactivas capaces de lesionar las membranas celulares, las proteínas y los ácidos nucleicos).

En la actualidad existen datos que muestran una correlación inversa entre los niveles de vitamina E y C y la mortalidad por enfermedad coronaria.

La vitamina C desempeña un papel determinante en otros múltiples procesos de importancia fundamental. En relación directa con el metabolismo del colesterol, interviene en la transformación de este lípido en ácidos biliares.

Las principales fuentes de vitamina C son las frutas y las hortalizas frescas. Un adecuado consumo diario de las mismas ayuda a cubrir con creces la recomendación diaria de vitamina C, que se fija actualmente, en España, en 60 mg diarios para los adultos de ambos sexos.

En la actualidad, como nos recuerda el profesor Rojas Hidalgo, puede decirse que la alimentación rica en micronutrientes antioxidantes (hortalizas, frutas, aceites vegetales) se asocia con una reducción de muerte prematura por enfermedad coronaria y cáncer. Ahora bien, como él mismo señala, las asociaciones y correlaciones estadísticas no demuestran causalidad.

Deficiencias en ciertas vitaminas del grupo B

El grado de presencia de tres vitaminas hidrosolubles del grupo B, la B6 o piridoxina, la B9 o ácido fólico, y la B12 o cobalamina, se considera uno de los componentes a establecer en la relación entre dieta y aterosclerosis, teniendo en cuenta su relación con la formación de la homocisteína (véase «La teoría de la homocisteína»).

ÁCIDOS GRASOS (g/100 g) Y VITAMINA E (mg/100 g)
DEL ACEITE DE OLIVA Y OTROS ACEITES VEGETALES

	Palmítico (S)	Esteárico (S)	Oleico (MI)	Linoleico (PI)	Linolénico (PI)	Vitamina E
Oliva	10,5	2,5	72,5	8	0,8	12
Girasol	6	4,5	20,5	62,5	0,5	62,5
Maíz	13,5	2	29	48	1,5	*
Soja	9,5	3,5	20,5	54	7,5	17
Cacahuete	10	2,5	47	30	<0,2	*
Pepitas de uva	6	3	16	66	0,5	32
Sésamo	8	4,5	40	43	*	3,5

S: ácido graso saturado
MI: ácido graso monoinsaturado
PI: ácido graso poliinsaturado
* Dato no disponible
Los valores expresados deben ser considerados medios.

La función de la vitamina B6 está íntimamente relacionada con el metabolismo de los aminoácidos (los eslabones de las proteínas). Las recomendaciones actuales en España fijan 1,8 mg diarios para los hombres adultos, y 1,6 mg diarios en el caso de las mujeres.

Para alcanzar las cifras recomendadas de piridoxina no existe un grupo de alimentos básico que resulte decisivo. Mientras que los aceites no contienen esta vitamina, la suma de una ración de lentejas (80 g en crudo) y patatas (180 g) proporcionará alrededor de la mitad de la vitamina recomendada a un hombre adulto. El germen de trigo, la levadura de cerveza, las nueces, el arroz integral y los plátanos son otras fuentes muy interesantes de esta vitamina.

El ácido fólico interviene en la síntesis de los ácidos nucleicos (ADN y ARN) y también en el metabolismo de ciertos aminoácidos, incluyendo, por supuesto, el de la metionina. Su recomendación actual para los adultos de ambos sexos en España es de 200 microgramos diarios. En la práctica, el ácido fólico necesario se obtiene por un consumo regular de frutas y hortalizas crudas (esta vitamina es sensible al calor, y la cocción disminuye su presencia en los alimentos).

La vitamina B12 únicamente se encuentra en alimentos de origen animal, pero sus necesidades son tan pequeñas (en la actualidad las recomendaciones para los adultos de ambos sexos son de 2 microgramos diarios) que pequeñas cantidades de alimentos lácteos, cárnicos, pescados o huevos son suficientes para evitar, con solvencia, las deficiencias. No obstante, su particular forma de absorberse a nivel intestinal exige que el estómago, el páncreas y el propio intestino mantengan un buen funcionamiento, lo que no siempre ocurre, en especial a medida que van pasando los años.

También los déficit en betacaroteno, cobre y cromo parecen jugar un papel particularmente negativo en relación a la salud vascular.

Déficit en fibra

Cuando hablamos de fibra, no nos referimos a una única sustancia, sino a un concepto. Así, llamamos con este nombre a todas aquellas sustancias vegetales que nuestro aparato digestivo no puede digerir y, en consecuencia, absorber. En los alimentos que ingerimos habitualmente, encontramos numerosas sustancias que cumplen estas dos premisas básicas, presentando además, estructuras muy diferentes y efectuando funciones muy distintas.

Es pues necesario presentar una clasificación, siendo la más habitual aquella que divide a las fibras según su grado de solubilidad en el agua. Si bien está basada en principios químicos, esta forma de clasificar los diferentes componentes de la fibra tiene mucho sentido desde un punto de vista nutricional, pues esta característica repercute en aspectos tan diversos y decisivos como sus funciones, recomendaciones y fuentes alimentarias en donde se encuentran. Los dos grandes grupos son:

- Las **fibras insolubles:** Entre ellas figuran celulosas, lignina y ciertas hemicelulosas.
- Las **fibras solubles:** Se trata de sustancias pécticas, algunas hemicelulosas, gomas, mucílagos, polisacáridos de algas...

La disminución del consumo de alimentos vegetales y el refinado de alimentos como los cereales son los grandes responsables de que, en la actualidad, en los países industrializados las ingestas de fibra estén por debajo de las recomendaciones, que se sitúan entre los 30 y 35 gramos diarios.

Pero, aun no siendo considerados como nutrientes, los diferentes componentes de la fibra desempeñan un importante papel en el equilibrio nutricional. Ello es así tanto por sus acciones sobre el propio tubo digestivo como por sus efectos sobre el metabolismo. Los datos disponibles indican que las enfermedades cardiovasculares son menos frecuentes en los países no industrializados que tienen una dieta rica en fibra.

No todos los componentes de la fibra actúan de la misma manera y tienen los mismos efectos y, por consiguiente, su interés es diferente por lo que a los niveles de colesterol se refiere.

En este sentido, la fibra de mayor interés es la llamada fibra soluble, que por diferentes mecanismos puede producir una disminución de los niveles de colesterol. Ésta es la fibra que proporcionan, principalmente, alimentos como el salvado de avena, las manzanas y otras frutas, y las legumbres.

Los efectos de la fibra soluble se consideran de nuevo más adelante, al hablar sobre los suplementos nutricionales.

CÓMO CONSEGUIR LA FIBRA NECESARIA PARA UN DÍA. UN EJEMPLO	
60 g de pan integral	5 g de fibra
80 g de lentejas (en crudo)	9 g " "
50 g de arroz integral (en crudo)	1,5 g " "
150 g de naranja (aproximadamente 1 pieza)	3 g " "
150 g de manzana (aprox. 1 pieza)	3 g " "
100 g de lechuga	1,5 g " "
100 g de zanahoria	2,5 g " "
50 g de tomate	0,5 g " "
200 g de judías verdes	6 g " "
	Total 32 g de fibra

Compuestos bioactivos: *más allá de los nutrientes*

La utilización de concepto «compuestos bioactivos» se ha venido generalizando en los últimos tiempos. Si bien no se dispone de una definición que delimite las sustancias que comprende, se les atribuyen unas características comunes:

- Son considerados como no nutrientes.
- Por su estructura y función se diferencian de las vitaminas y los minerales.
- Son componentes minoritarios de los alimentos.
- Han mostrado algún efecto positivo en la salud.
- Sus mecanismos de acción no están completamente establecidos.

EFECTOS DE LA FIBRA ALIMENTARIA Y SUS CONSECUENCIAS FAVORABLES

Sensación de saciedad
Favorece una menor ingesta de alimentos

Mayor excreción de grasas y proteínas
Reduce el rendimiento calórico de los nutrientes ingeridos

Acción hipocolesterolémica
Actúa como un factor de prevención de las enfermedades cardiovasculares

Disminución del tiempo de tránsito intestinal de la comida ingerida
Contribuye a la regulación intestinal

Mantenimiento y desarrollo de la flora bacteriana intestinal
Factor preventivo de trastornos intestinales

- Su número, varios centenares, supera ampliamente el número de los nutrientes, que está próximo a cincuenta.

Tres grandes grupos son los que en la actualidad vienen acaparando la mayor atención: los fitoesteroles, los polifenoles y los carotenoides. Mientras que el principal efecto que se atribuye a los primeros es su inhibición de la absorción de colesterol, los dos últimos se caracterizan por su acción antioxidante.

En la actualidad se dispone de numerosos estudios que han asociado el consumo de fibra y de estos diferentes compuestos bioactivos presentes en los alimentos vegetales con la prevención de enfermedades crónicas, y en especial cardiovasculares.

1) Fitoesteroles y colesterol

Estos compuestos se encuentran entre los lípidos de los alimentos de origen vegetal. Los alimentos que los contienen en mayores cantidades son los aceites vegetales, las legumbres y los cereales. El efecto hipocolesterolémico que se les atribuye se debe fundamentalmente a su capacidad para inhibir la absorción del colesterol a nivel intestinal. Durante las dos últimas décadas se han realizado diferentes estudios que han señalado que los fitoesteroles disminuyen los niveles de colesterol total y también de col-LDL. Se considera que la mejor forma de ingerir estas sustancias es mediante la toma regular de los alimentos que las contienen. En la actualidad todavía no se disponen de recomendaciones concretas acerca de su consumo. Con los datos de los que se dispone, se considera que la ingesta media de fitoesteroles en la dieta española es de 370 mg por persona y día.

2) Polifenoles y carotenoides

Ejercen su principal acción a través de mecanismos antioxidantes y de secuestro de los radicales libres. Es bien conocido que nuestro metabolismo genera de forma continua especies reactivas de oxígeno que pueden producir daños en estructuras tan importantes como el material genético y proteínas y lípidos corporales. Estas lesiones se asocian con la aparición del llamado estrés oxidativo y distintas enfermedades entre las que figuran las cardiovasculares.

Entre los factores de nuestras defensas frente a la actividad oxidante figura una nutrición adecuada. Los alimentos nos proporcionan sustancias antioxidantes, siendo la fuente principal de los mismos los alimentos de origen vegetal. Precisamente, entre los antioxidantes principales y mayoritarios encontramos, junto a vitaminas como la C y la E, a los polifenoles y carotenoides.

Los primeros se dividen en al menos diez clases, entre las que figuran compuestos que empiezan a gozar de cierta popularidad, como los flavonoides y los taninos. De hecho, se considera que son los compuestos antioxidantes mayoritarios en nuestra dieta. Entre sus principales fuentes alimentarias figuran bebidas como el té, el café y el vino, uvas, fresas, manzanas, alcachofas, algunas legumbres y el cacao. Por su parte, los carotenoides son un grupo de pigmentos vegetales, habiéndose identificado en la actualidad más de seiscientos diferentes. Los beta-carotenos, presentes en cantidades muy importantes en las zanahorias, y el licopeno, abundante en el tomate, son de los nombres que más popularidad están alcanzando. Pimientos, espinacas y cítricos son otros de los alimentos que los contienen en abundancia.

Al igual que ocurre con los fitoesteroles, se considera que la forma más idónea de ingerir tanto los polifenoles como los carotenoides es a través de la toma regular de sus fuentes alimentarias, no existiendo tampoco recomendaciones de ingestas diarias.

En la actualidad no existen estudios que evalúen la capacidad antioxidante de las dietas completas. Se considera que dicha capacidad antioxidante ha de ser consecuencia del efecto sinérgico de distintos compuestos que, como los polifenoles y carotenoides, pueden actuar como antioxidantes.

Con todo, hoy se considera que toda dieta saludable debe, no sólo aportar una cantidad adecuada de energía y nutrientes, sino también una cantidad determinada de fibra y compuestos bioactivos.

La dieta mediterránea tradicional, con su elevada relación entre grasas monoinsaturadas/saturadas, su elevado consumo de frutas, hortalizas, legumbres y cereales y sus derivados como el pan y la pasta alimentaria, su bajo consumo de productos cárnicos y su consumo moderado de productos lácteos y alcohol, es uno de los modelos que parece cumplir mejor con estos dos objetivos.

EL VALOR PREVENTIVO
DE UNA DIETA CARDIOSALUDABLE

Diccionario en mano, prevención significa «preparación, disposición que se toma para evitar algún peligro». Con ella se pretende evitar situaciones que pueden suponer grandes costes a diferentes niveles: calidad de vida, salud, emocional, económico... Sin embargo, y a pesar de que todos estamos de acuerdo en que «prevenir es mejor que curar», la realidad nos demuestra que en nuestra sociedad la búsqueda de curas y remedios recibe inversiones millonarias, mientras que la prevención de lo que se pretende curar apenas cuenta con ingresos. Para muestra valga un botón: en los Estados Unidos, la primera economía mundial, del total del presupuesto dedicado a la atención médica, el 96 % se invierte en tratamientos mientras que el sólo el 4 % sobrante se dedica a fines preventivos. Los datos también señalan que las tres principales causas de mortalidad en los países más avanzados son las enfermedades del corazón, el cáncer y los accidentes cerebrovasculares, unos problemas de salud que podrían prevenirse en buena medida con sólo cambiar determinados hábitos de conducta.

En su informe sobre las recomendaciones relacionadas con la salud cardiovascular, la *American Heart Association* o AHA (Asociación Americana del Corazón) indica que las recomendaciones están fundadas sobre la convicción de que una modificación de los factores de riesgo disminuye el riesgo de enfermedad vascular, y que muchos de estos factores pueden ser modificados por la alimentación.

Con el tiempo, se han ido acumulando numerosas evidencias sobre la influencia de la dieta. Los cambios migratorios son una de ellas. Por ejemplo, los japoneses, que tienen una baja mortalidad coronaria en su país, adquieren tasas altas al emigrar a países industrializados donde, entre otras cosas, el consumo de grasa saturada es mayor.

PEQUEÑOS CAMBIOS, GRANDES BENEFICIOS

A menudo creemos que sólo los grandes cambios tienen efecto y que los pequeños gestos no cuentan. Pero esta creencia no sólo no es cierta en muchas ocasiones, sino que además tiene un gran efecto desmotivador y puede llegar incluso a convertirse en la gran excusa para no cambiar ni hacer nada.

En alimentación, pueden hacerse grandes cosas cambiando pequeños detalles, actos, hábitos, sin que apenas nos cueste sacrificio. Ello nos proporciona mucho beneficio a muy bajo costo, lo cual ayuda a la prevención. He aquí unos cuantos ejemplos:

Sustituir la leche entera por leche desnatada
Se evitan así las grasas de la leche que, en su mayor parte, son grasas saturadas, es decir, las que se asocian con los aumentos de niveles de colesterol.

Comer más pescado y menos carne
Las grasas del pescado son favorables para la salud del corazón, mientras que en la carne suele haber un predominio de las grasas saturadas.

Introducir los cereales integrales
Con ello se aumenta el aporte de fibra, a menudo deficitario. Esta medida suele resultar más fácil cuando los cambios se producen en alimentos como las tostadas o los cereales para el desayuno.

Aumentar las guarniciones de hortalizas

En los segundos platos podemos reducir el protagonismo de carnes y pescados al tiempo que aumentamos el de sus acompañantes vegetales. Es un cambio poco perceptible pero con beneficiosos efectos.

Preferir la fruta de postre

Es mejor que cualquier otra opción. Con ello aumenta nuestra toma de vitaminas, minerales y fibra mientras que se reduce la de azúcar, grasas y calorías asociados a otros tipos de postre.

Utilizar aceite de oliva para cocinar

Por su composición, el aceite de oliva es el que mejor resiste la exposición a las elevadas temperaturas sin desnaturalizarse. Otros aceites, por ejemplo los de girasol y maíz, contienen más grasas poliinsaturadas y se descomponen en mayor grado, dando lugar a productos potencialmente perjudiciales para la salud.

Cocinar al vapor y al horno en lugar de freír

Son dos formas menos calóricas de cocinar, lo que evita consumir un número importante de calorías que pueden favorecer el aumento de peso, en particular cuando comer frituras se ha convertido en un hábito demasiado frecuente.

Hoy se admite que una alimentación adecuada es el primer paso en la prevención de las enfermedades cardiovasculares. De hecho, se estima que el 50 % de las enfermedades cardiovasculares se asocia con factores dietéticos.

La alimentación es, en buena medida, una cuestión de hábitos que, una vez instaurados, son muy resistentes a cualquier modificación. La capacidad de habituarnos y automatizar determinadas conductas va más allá de si éstas nos convienen o no. En otros términos, la automatización es ciega a nuestras necesidades reales. Así, habituarse a comer bien es tan fácil como lo es hacerlo a comer mal, cuesta el mismo esfuerzo. Pero mientras en el primer caso estamos sembrando una semilla fértil que sienta las bases de una buena salud, en el segundo sentamos las bases de futuros desequilibrios y dolorosas facturas. De ahí el papel esencial que desempeña la educación alimentaria en las primeras etapas de la vida.

Como cualquier conducta madura, la prevención exige una inversión inicial. Requiere informarse bien, buscando fuentes rigurosas y fiables, sin dejarse llevar por los múltiples mensajes que, en materia alimentaria, circulan por nuestro entorno y que carecen de todo valor. También nos demanda el ser capaces de integrar placer y salud, dos de nuestros grandes anhelos que, sin embargo, tenemos a menudo dificultades por conciliar tanto en cuestiones alimentarias como a otros niveles. Si a ello añadimos que sus rendimientos no son visibles a corto plazo y que sus frutos sólo se recogen con el tiempo, ciertamente debemos reconocer que prevenir no es fácil, pero viendo sus beneficios, no hay duda de que vale la pena.

HÁBITOS ALIMENTARIOS Y NIVELES DE COLESTEROL EN LOS NIÑOS

La evolución de los hábitos alimentarios en España en estas últimas tres décadas ha sido muy notable. Por lo que al colesterol se refiere, ha habido cambios particularmente poco favorables:

• Aumento del consumo de carnes.
• Aumento del consumo de lácteos.

- Disminución en el consumo de aceite de oliva en beneficio de otros aceites vegetales como el de girasol.
- Reducción espectacular del consumo de pan y legumbres.
- Aumento del consumo de productos industriales y precocinados.

A nivel nutricional, una de las consecuencias más importantes es que el porcentaje de calorías aportadas por las grasas no ha dejado de aumentar, y si en 1964 era del 31 %, a comienzos de esta última década se había situado en el 45 %, un cambio producido a expensas, naturalmente, de los glúcidos, que en este mismo período pasan del 58 % al 40 %.

Pero lo más preocupante no es que comamos más grasa, sino que el aumento del porcentaje de grasa se deba fundamentalmente al consumo de grasa saturada.

De los cambios alimentarios mencionados se puede deducir que, en gran medida, estas modificaciones se deben a un aumento de los alimentos de origen animal que, tal y como se ha observado en otras muchas sociedades, se consumen en mayor cantidad cuando aumenta la renta per cápita de la población.

Ligado al mismo fenómeno, tampoco puede pasar inadvertido un mayor consumo de alimentos que han experimentado importantes transformaciones industriales, y que pueden contribuir a aumentar el consumo de grasas «no visibles».

Todas estas modificaciones nos alejan de las saludables características de la llamada alimentación mediterránea.

Si bien estos cambios son poco favorables para todos, resultan particularmente preocupantes en el caso de la población infantil, cuya alimentación se ve afectada por las características propias de nuestra modernidad, como por ejemplo las prisas y la comodidad, que están contribuyendo a la implantación del consumo de bollería en los desayunos y meriendas de nuestros pequeños. El acoso publicitario no queda tampoco al margen de esta tendencia.

LOS EQUÍVOCOS DE LA PUBLICIDAD

En los envases de algunos productos alimentarios podemos leer la leyenda «sin colesterol». Pero el hecho de que un alimento no contenga colesterol no implica que no pueda modificar negativamente sus niveles sanguíneos, tal y como puede ocurrir si, por ejemplo, contiene cantidades elevadas de grasas saturadas. Éste es el caso de muchos productos de bollería que incluyen en su composición grasas que, aunque sean de origen vegetal, como las procedentes del coco o del aceite de palma, contienen cantidades importantes de ácidos grasos saturados.

El mensaje «sin colesterol» induce a pensar que el alimento en cuestión, al estar libre de colesterol, no sólo no repercute negativamente, sino que incluso, por esa misma razón, su consumo puede ser elevado. Y eso, en determinados productos, está muy lejos de ser verdad.

Uno de los puntos del resumen del Documento de Consenso para el control de la Colesterolemia en España patrocinado por el Ministerio de Sanidad y Consumo, elaborado en 1989, indicaba que, para favorecer el control de la enfermedad coronaria, se precisa el etiquetado inteligible de la composición cuantitativa de los alimentos, la inspección y control suficiente de la Administración, y evitar la publicidad engañosa.

Según una reciente encuesta llevada a cabo por la Organización de Consumidores y Usuarios (OCU), el 40 % de los niños ha sustituido el tradicional bocadillo por toda clase de bollos y pastelitos de fabricación industrial.

Desde un punto de vista nutricional, ésta es una mala noticia, dado que estos alimentos no sólo vienen a ocupar el espacio de otros alimentos nutritivamente más interesantes, sino que, además, ellos mismos suelen ser fuente importante de grasas saturadas. Además, son productos que aportan muy pocas vitaminas y minerales, y en los que los aditivos alimentarios suelen formar parte de los ingredientes.

En la XIII Semana del Corazón, organizada por la Fundación Española del Corazón, en octubre de 1997, se señaló que los hábitos de un consumo excesivo de sal y de grasas se adquieren en la infancia, y que esas grasas son la causa de la formación de placas de ateroma en las arterias. El objetivo básico es evitar que los niños consuman un exceso de grasas de origen animal procedentes de los productos lácteos, alimentos cárnicos y derivados, productos de bollería y comidas del tipo *fast-food*.

Así pues, el socorrido pan con aceite de épocas recientes de «vacas flacas» vuelve hoy, en medio de la sobreabundancia, a pedir paso.

ÁCIDOS GRASOS *TRANS*

En la mayoría de las grasas y aceites naturales, los ácidos grasos insaturados tienen sus dobles enlaces en una disposición particular llamada *cis*. Ahora bien, la producción industrial de grasas vegetales sólidas, como ocurre con la elaboración de margarinas, origina la formación de ácidos grasos *trans*.

Según datos recientes, la población de Estados Unidos consume una media diaria de 5,3 g de ácidos grasos *trans*. En Europa, si bien el consumo se considera relativamente modesto, inferior a 6 g/día, también se cree que algunas personas pueden estar consumiendo más de 12 g, cantidad considerada capaz de disminuir el col-HDL y aumentar el col-LDL y el riesgo de aterosclerosis.

Pero los efectos sobre el colesterol no serían los únicos atribuidos a este tipo de ácidos grasos. Así, por ejemplo, se ha dicho que los ácidos grasos *trans* pueden inhibir determinadas transformaciones importantes experimentadas por los ácidos grasos esenciales, y retrasar el crecimiento y la maduración del cerebro. Por todo ello, en la actualidad se considera necesario reducir el consumo de ácidos grasos *trans*, especialmente en los niños y durante el embarazo.

Según la Sociedad Española de Arteriosclerosis, por el momento parece razonable y prudente no recomendar a personas con niveles anormales de lípidos el consumo de grasas vegetales manipuladas que puedan contener ácidos grasos *trans*.

LA DIETA CAPAZ DE MANTENER EL COLESTEROL A RAYA

En esencia, la dieta que nos ayude a mantener el colesterol en niveles adecuados debe contener pocos de aquellos elementos que están relacionados con su elevación, y suficientes de aquellos que actúan de manera favorable.

El perfil nutricional de esta dieta se refleja en la tabla siguiente.

DIETA RECOMENDADA PARA PREVENIR LA ARTERIOSCLEROSIS	
• **Energía:**	la suficiente para conseguir y mantener un peso ideal
• **Glúcidos:**	50-55 % del VCT*
• **Grasas:**	30-35 % del VCT*
– **Saturadas:**	menos del 10 %
– **Monoinsaturadas:**	15-20 %
– **Poliinsaturadas:**	menos del 7 %
• **Proteínas:**	12-15 % del VCT*
• **Colesterol:**	menos de 300 mg/día
* VCT: Valor Calórico Total.	

LA ALIMENTACIÓN MEDITERRÁNEA:
UN MODELO CARDIOSALUDABLE

Por sus peculiares características, y en comparación con los hábitos alimentarios de los países del norte de Europa y Norteamérica, puede afirmarse que la tradicional alimentación mediterránea contribuye a una excelente salud proporcionando, gracias a su variedad, colorido y palatabilidad, placer y bienestar.

Hay que considerar que este modelo alimentario no es simplemente una colección de alimentos o recetas; es un tratado de gastronomía y, sobre todo, una forma de entender la vida.

LA ALIMENTACIÓN MEDITERRÁNEA: UNA FORMA DE COMER... Y ALGO MÁS

Asociados a sus distintas materias primas de gran calidad nutricional, la alimentación mediterránea presenta otros muchos factores que contribuyen a hacer de éste un modelo alimentario saludable: la elaboración de platos atractivos y sabrosos, preparados con cuidado y sin prisas, la utilización de la mesa como lugar de reunión familiar y social, largas comidas y sobremesas que sirven para romper la dinámica diaria y para relajarse y, quién sabe si contar finalmente con la posibilidad de dormir una pequeña siesta.

Si bien es cierto que no todo el mundo está de acuerdo en que se pueda hablar de un modelo alimentario característico del área de influencia mediterránea, debido, entre otras cosas, a diferencias geográficas, culturales y gastronómicas, son muchos los autores que aceptan que en esta zona existen elementos comunes suficientes para seguir defendiendo la existencia de una forma particular de alimentarse. Siguiendo esta línea argumental, podemos indicar que los alimentos básicos que definen la alimentación mediterránea son:

El aceite de oliva

El aceite de oliva es la grasa de adición por excelencia del área mediterránea. Una de las características nutricionales más destacadas de este alimento es su muy elevado porcentaje de ácido oleico (monoinsaturado), que oscila entre el 55 y el 83 % (algunas de las tablas de composición de alimentos más utilizadas le otorgan valores que oscilan entre el 65 y el 70%). Para un detalle de su composición, véase la tabla de la página 67.

Interesa recordar aquí que los ácidos grasos monoinsaturados son menos susceptibles a oxidarse que los poliinsaturados, y algunos estudios han señalado que las LDL de sujetos en cuya dieta había aceite de oliva eran más resistentes a la oxidación.

Contiene, además, importantes cantidades de vitamina E, aunque, ciertamente, resultan variables según las diferentes tablas de composición de los alimentos. Admitiendo como valor medio el que se muestra en la tabla de la página 67, es decir, 12 mg por cada 100 g, el consumo de 50 g de este aceite aportará 6 mg de la vitamina, lo que significa el 50 % de las recomendaciones actuales de este nutriente para adultos de ambos sexos.

En la línea de lo que acabamos de comentar, estudios recientes señalan que el aceite de oliva tiene un efecto protector en la oxidación lipídica, como también en la oxidación de otros compuestos biológicos.

Por todo ello, hoy se considera el aceite de oliva como cardiosaludable, la grasa ideal para la prevención de las enfermedades cardiovasculares. Él y no otro, debe ser el aceite protagonista en nuestras mesas y en nuestras cocinas. En la actualidad las recomendaciones de su consumo para personas sanas de ambos sexos se sitúan entre los 30 y los 50 g diarios de aceite de oliva virgen, es decir, de tres a cinco cucharadas soperas.

LO QUE EL ACEITE DE OLIVA PUEDE HACER POR NOSOTROS

- Proporcionarnos abundantes ácidos grasos monoinsaturados
- Ayudarnos a conseguir un perfil lipídico ideal en nuestra alimentación y un buen equilibrio nutricional.
- Proteger nuestro corazón al ocupar el puesto de otras grasas menos favorables.
- Aunque más modesto que otras fuentes, proporcionarnos cantidades considerables de ácido grasos esenciales.
- Contribuir a cubrir nuestras necesidades de vitamina E, un nutriente antioxidante.
- Dar sabor y aroma a nuestra dieta.
- Manipulándolo correctamente garantizar las frituras más seguras.
- Proporcionarnos un medio higiénico de conservación de los alimentos.

Cereales

El trigo es uno de los grandes protagonistas de nuestra alimentación, fundamentalmente en forma de pan.

El pan ha sido un sustento fundamental durante muchos siglos. Rico en glúcidos, con un contenido considerable en proteínas vegetales y pobre en grasas, la presencia de pan en la dieta contribuye de forma muy importante a conseguir los aportes recomendados de estos nutrientes, la presencia considerable de algunos micronutrientes y de fibra (cuatro veces superior en el pan integral que en el blanco) completan su perfil nutricional.

Pero, además del pan, existen otros muchos alimentos y platos que tienen como base los cereales. Es el caso, por ejem-

CANTIDADES Y TIPOS DE GRASAS EN ALIMENTOS DE CONSUMO HABITUAL (EN GRAMOS POR CADA 100 G DE ALIMENTOS)

Alimento	Grasas totales	AGS	AGMI	AGPI
Aceite de oliva	100	14	74	12
Avellanas	58,5	4,5	47,5	6,5
Aguacate	22	3,5	16,5	2
Cacahuetes	47	9,5	23,5	14
Sardinas	7	2,7	2	2,3
Nueces	58	7	10	41
Aceite de girasol	100	13	25	62
Aceite de soja	100	14	24	62
Aceite de palma	100	49	39	12
Chuletas cordero	15	8	6,2	0,8
Croissant	19	11,5	6,5	1
Leche	3,5	2,2	1,2	0,1
Queso manchego cur.	30	19	10	1
Mantequilla	82	51	28	3
Coco	35	32	2,25	0,7

plo, de la paella, uno de los platos estrella de la gastronomía española, así como de la pasta y las pizzas, asociadas preferentemente a la cocina italiana, y del cuscús típico del sur del mediterráneo.

Los cereales son alimentos cuyo nutriente principal son los glúcidos complejos (almidón), con cantidades considerables de proteínas que contribuyen a complementar su ingesta y, además, contienen cantidades de grasa pequeñísimas. En síntesis, darles protagonismo en nuestra alimentación es sinónimo de garantizar un aporte de glúcidos, grasas y proteínas en sintonía con las recomendaciones actuales. Pero además, los cereales pueden proporcionar cantidades considerables de diversas vitaminas (especialmente de algunas del llamado grupo B, como la tiamina (B1) y la niacina (B3) y de minerales como el magnesio, el hierro y el cinc, siendo estas cantidades superiores cuando se trata de cereales integrales.

Legumbres

El consumo de legumbres tiene una historia milenaria, lo que es prueba inequívoca de que nos encontramos ante uno de los alimentos que ha resultado beneficioso para nuestra especie. El conocimiento de su composición nutricional así lo ha confirmado.

Se trata de alimentos con un elevado contenido en hidratos de carbono complejos digeribles (almidón), representando más del 50 % de su peso en seco puesto que su presencia ronda, a excepción de la soja, los 55 g/100 g. A ellos se debe la mayor parte de su aporte calórico. Esta característica nutricional justifica su presencia en el grupo de alimentos ricos en almidón, en el que se hallan también cereales y derivados y las patatas.

Otro nutriente presente en cantidades muy importantes en las legumbres son las proteínas, siendo del mismo rango o superior que el de la carne y el pescado, situándose entre los 19 y los 25 g por cada 100 g. Sin embargo, es necesario señalar que ni su digestibilidad ni su equilibrio en aminoácidos (valor biológico) son iguales a los de las proteínas de origen animal. Dicho de otra manera: a igual cantidad de proteínas ingeridas procedentes de legumbres o de productos de origen animal, las primeras no permiten la misma capacidad de crecimiento y/o restauración de los tejidos corporales que las segundas. Pero las proteínas de las legumbres (deficientes en metionina) pueden complementarse con las de los cereales (deficientes en lisina), formando así proteínas completas. No es casualidad que en la gastronomía tradicional popular encontremos a menudo platos que presentan conjuntamente ambos tipos de alimentos.

En relación a su contenido en grasas, y de nuevo con la notable excepción de la soja, destaca la escasa presencia de las mismas. Por ejemplo, entre las de consumo más tradicional el valor superior corresponde a los garbanzos, con 5 g/100 g. En el contexto de nuestras dietas actuales excesivamente ricas en grasas, este es otro aspecto nutricional favorable, tratándose además siempre de grasas mayoritariamente insaturadas. De este perfil de macronutrientes resulta un aporte energético importante, que se sitúa alrededor de las 300 calorías/100 g.

También vitaminas y minerales están presentes de forma muy importante en las legumbres como podemos observar en la tabla. En cuanto a las primeras su consumo regular puede contribuir de forma muy significativa a cubrir las necesidades de tiamina (B1), ácido fólico (en especial la soja y las judías) y piridoxina (B6). Por lo que se refiere a los minerales, destaca su importante contenido en potasio, magnesio, cinc y hierro. Al contrario de lo que popularmente se piensa, las lentejas no tienen la exclusiva del contenido en hierro, dado que su contenido es igualmente elevado en otras muchas legumbres, si bien es cierto que este hierro no se absorbe a nivel intestinal con la misma eficacia que el que contienen carnes y pescados.

También su contenido en fibra alimentaria es muy importante, aunque con valores variables. Teniendo en cuenta que son muchas las personas que no consumen las cantidades recomendadas de fibra, éste representa uno más de los muchos aspectos nutricionales favorables de este alimento.

En definitiva su perfil nutricional las convierte en alimentos altamente saludables, aportando mucho de lo que falta y poco de lo que sobra en nuestras dietas actuales. De ahí que las autoridades sanitarias recomienden su consumo regular a lo largo de todo el ciclo vital. Niños, adolescentes, hombres y mujeres adultos, mujeres embarazadas, madres lactantes, deportistas y ancianos de ambos sexos harán bien en comer semanalmente legumbres. Las recomendaciones generales proponen comer legumbres de dos a tres veces por semana. Las raciones dependerán de las necesidades específicas de cada individuo, pero de una forma general se sitúan en los 80 g de legumbre en crudo (aproximadamente 160 g una vez cocida) para hombres y mujeres adultos.

De forma más específica, existen datos que apoyan el hecho de que su inclusión en pautas dietéticas de determinadas patologías puede resultar particularmente beneficiosa. En el caso de los niveles de colesterol, la Sociedad Española de Arteriosclerosis (SEA) sitúa a las legumbres entre los alimentos que pueden comerse a diario en la dieta para la prevención de la arteriosclerosis. Pero su consumo es también favorable cuando los niveles de colesterol ya se encuentran elevados. En estudios realizados en humanos con diferentes fuentes de proteínas, se ha observado que la inclusión de proteína derivada de las leguminosas provoca una disminución de los niveles de colesterol total y col-LDL. También hay datos que señalan disminuciones del colesterol con el consumo de lentejas y judías en los que se señala que, probablemente, este efecto se deba a la acción favorable de sus fibras.

A pesar de estas grandes perspectivas, el consumo de legumbres ha caído, desde hace unas décadas, de forma drástica. Las razones de este declive pueden ser muchas, entre ellas cabe citar algunas de tipo socioeconómico, como la preferencia por el consumo de alimentos de origen animal frente a los de origen vegetal en nuestras sociedades opulentas, su bajo coste que se convierte en un factor de desprestigio y su preparación laboriosa en un sistema de vida denominado por la escasez de tiempo y la rapidez.

CONTENIDO NUTRICIONAL DE LAS LEGUMBRES
(composición por 100 g de alimento en crudo)

	Cal g	Glú. g	Gr. g	Prot. g	Fib. mg	Na mg	K mg	Ca mg	Mg mg	Fe mg	Zn mg	B1 mg	B2 mg	B3 mg	B6 mg	B9 mcg	E mg
Lentejas	314	54	1.8	23.8	11.7	100	740	70	74.8	8.2	3.7	0.5	0.2	3	0.7	34	1.8
Garbanzos	329	55	5	19.4	15	30	800	143	122	6.8	1	0.45	0.14	1.7	0.15	185	3.1
Judías	285	52.5	1.4	19	25.4	40	1160	126	163	6.2	3.5	0.5	0.17	2.4	0.42	316	2
Habas secas	320	56	2	23	19	130	1030	115	140	8.5	3.5	0.5	0.24	5	–	–	–
Guisantes secos	317	56	2.3	21.5	16.5	40	990	72	123	5.5	3.5	0.7	0.2	5.2	0.13	33	Tr
Soja	453	23.5	23.5	36	12	4	1750	260	250	8.5	4	1	0.5	2.5	1	240	1.5

Otras de las causas del abandono progresivo de las legumbres responden a argumentos fisiológicos. Está bastante extendida, por ejemplo, la opinión de que las legumbres engordan. Lo cierto es que este argumento no se corresponde con la realidad de los hechos, puesto que no hay alimentos que engorden o adelgacen, ya que la responsabilidad de ello recae en el balance final de calorías ingeridas y gastadas por el organismo. También la producción habitual de gases derivada de su consumo juega en su contra. No obstante, en la práctica se observa a menudo una adaptación progresiva a su consumo, a medida que se van introduciendo en la dieta. Y en todo caso, existen estrategias para minimizar este efecto. Una de ellas es introducirse en su consumo muy poco a poco cuando no existe costumbre de tomarlas; pero también, podemos iniciar su consumo con las lentejas, que tienen menos fibras, liberar las legumbres de sus pieles exteriores (pasándolas por el pasapurés o lavando las judías y los garbanzos una vez cocidos), comerlas junto con plantas que favorezcan la expulsión de los gases (como el hinojo, el anís o el comino) o cocerlas en varias aguas.

Originaria de Asia se estima que su cultivo en China se remonta a 4.000 años o más. De la misma familia que nuestros tradicionales garbanzos, lentejas o judías, su contenido en determinados nutrientes es aún superior (ver tabla). Destacan por ejemplo sus 35 g de proteínas por cada 100 g, que casi doblan lo que nos ofrecen las judías y también la carne. Su contenido en hidratos de carbono es también notable, unos 25 g/100 g, Pero sin duda, una de las grandes particularidades de la soja en relación con las demás legumbres es su elevado contenido en grasas (no olvidemos que de ella obtenemos el aceite de soja), en las que se presenta un gran predominio de grasas insaturadas, destacando su elevada cantidad de grasas poliinsaturadas, es decir, un perfil saludable de las mimas. Estas importantes cantidades de macronutrientes nos sitúan ante un alimento altamente energético, proporcionando unas 450 calorías por cada 100 g.

Pero más allá de los nutrientes, los alimentos contienen otras muchas sustancias propias que pueden ejercer efectos sobre nuestro organismo. En el caso de la soja destaca, por ejemplo, su contenido en isoflavonas, denominadas fitoestrógenos por su intervención en procesos hormonales. Diferentes investigaciones han señalado el interés del consumo de soja para reducir el riesgo de enfermedades cardiovasculares y de determinados tipos de cáncer como el de mama y de próstata. Muy probablemente futuros estudios contribuirán a clarificar cual es la auténtica medida de estos potenciales efectos beneficiosos de la soja.

Además del aceite, de la soja se obtienen muchos otros alimentos y preparados: «leche» de soja, lecitina, tofu, tempeh, miso, tamari... Asimismo la soja puede comerse germinada, por ejemplo en la ensalada o como guarnición. Entonces su contenido energético es muy inferior, 26 calorías /100 g, y su perfil nutricional general se asemeja más al de una hortaliza que al de una leguminosa.

Muchas veces podemos estar comiendo soja o derivados sin saberlo. Y es que es un recurso bastante utilizado por la industria alimentaria para elaborar muchos y muy diversos productos; es el caso de algunos panes, productos de pastelería, galletas, salchichas, patés, rellenos para pastas (raviolis, etc.).

En sus debe hay que señalar que su contenido en purinas es muy elevado, más del doble del de las demás legumbres, por esta razón no serán la mejor legumbre para aquellas personas con riesgo de cálculos de ácido úrico o con predisposición a la gota. Por otra parte, junto con los cacahuetes, son las dos legumbres más alergénicas. Si se da el caso, debe restringirse su consumo total o parcialmente, hasta el punto donde el individuo pueda tolerar.

Frutas y hortalizas

Las características geográficas del área mediterránea han permitido el desarrollo y consumo de una gran variedad de frutas y hortalizas. En relación al colesterol, las características nutricionales más destacadas de estos alimentos son:

- Un bajísimo contenido en grasas.
- Un porcentaje elevado de agua que, junto a la característica anterior, les confiere un valor energético bajo.
- Su contribución al aporte de algunas vitaminas de gran interés, como la vitamina C, el ácido fólico y los betacarotenos.
- Su aporte en algunos elementos químicos (magnesio, hierro), principalmente en las hortalizas.
- Su destacada contribución al aporte de fibras alimentarias.

Dos raciones diarias de cada grupo de alimentos, es decir, entre 300 y 400 gramos diarios de frutas y la misma cantidad de hortalizas, sigue siendo una buena recomendación para su consumo.

Cómo mejorar y aumentar el consumo de frutas y hortalizas

A pesar de las grandes ventajas y de la insistencia en las recomendaciones por parte de los expertos, la realidad es que el consumo de este tipo de alimentos no alcanza los valores deseados en muchas personas. Por suerte, la inclusión de frutas y hortalizas en nuestro menú diario así como su máximo aprovechamiento puede verse facilitada con la puesta en práctica de algunas sencillas medidas y consejos:

Comprar productos de la estación

El mundo se ha convertido en un gran mercado, pudiendo adquirir productos de cualquier parte en cualquier época. Ello quizás nos lleve a olvidar que en nuestros huertos existen unos ritmos estacionales de producción de frutas y hortalizas. Seguirlos nos permitirá no sólo estar más cerca de lo que pasa «en casa», sino también mejorar la relación calidad/precio de lo que decidimos consumir.

Comprar alimentos frescos

Las características que indican si una fruta u hortaliza es fresca o no varían entre los diferentes tipos de las mismas. De una manera general conviene saber que, el color ha de ser el propio, intenso y brillante. Las frutas deben de tener la piel tersa, brillante, sin manchas ni lesiones y su consistencia debe de ser firme. En el caso de las hortalizas de hoja éstas deben estar bien adheridas al tronco y tersas.

Cortar, rallar y licuar a última hora

Cuanto menos se corta y ralla, menos se lesionan los tejidos del vegetal, lo cual minimiza las potenciales pérdidas nutricionales. No obstante, la presentación, el hábito, la facilidad de masticación u otros diversos factores puede que nos lleven a realizar estas prácticas. En todo caso, siempre es mejor hacerlo en el último momento. Lo mismo vale para la elaboración de zumos.

Preferir lo crudo cuanto se pueda
Las manipulaciones no son buenas amigas de las vitaminas ni de los minerales. Algunos nutrientes esenciales, como la vitamina C, son extremadamente sensibles a diferentes agentes físico-químicos. Por ello es recomendable comer crudo todo aquello que se pueda. De ahí la importancia de la recomendación actual de que figuren a diario alimentos crudos en nuestra dieta.

Apostar por la variedad y acostumbrarse a los sabores
Ningún alimento tiene todos los nutrientes en las cantidades que necesitamos, de ahí que la variedad sea uno de los principales consejos para una alimentación saludable. Pero, además de la variedad sobre lo más conocido, podemos hacer excursiones a territorios menos explorados y empezar a degustar otros alimentos que existen a nuestro alcance. Berros, hierba de los canónigos, ortigas, borraja, diente de león, achicoria, papaya, mango, kiwi, pomelo... son algunas de las muchas posibilidades a las que recurrimos poco o casi nunca. Por otra parte, cada fruta y hortaliza tiene su propio sabor, y es bueno acostumbrarse a reconocerlo y, si gusta, a disfrutarlo.

Cuidar las presentaciones
Decimos habitualmente que comemos por los ojos. Es una buena forma de expresar el enorme impacto que sobre el sentido de la vista tiene la comida que vamos a ingerir. El colorido, la disposición, la variedad son todos efectos visuales estimulantes del consumo. Y la extraordinaria paleta de co-

lores y formas que nos ofrecen los productos de la huerta da para realizar auténticas obras de arte.

Elegir métodos de cocción con poca o ninguna agua

En relación al consumo de hortalizas, optar por cocciones al vapor o al horno no sólo reducirá la pérdida de nutrientes valiosos que pueden pasar al agua cuando las hervimos, sino que también potenciará el sabor de las mismas haciéndolas más gustosas y apetecibles.

LOS NIÑOS Y EL CONSUMO DE HORTALIZAS

Las necesitan pero suelen rechazarlas bajo el argumento de que nos les gustan. Interesa pues darle la vuelta a la tortilla y para ello la paciencia, la imaginación, la flexibilidad y los refuerzos son excelentes aliados y siempre dan mejores resultados que rigideces y normas disciplinarias severas. Más allá de estas características básicas, algunos «trucos» pueden facilitarnos la labor.

Que entre por la vista

Podemos preparar una ensalada llena de colores. Más aún, podemos dibujar un paisaje, la cara de un payaso, etc., con tiras de pimiento, zanahoria rallada, rodajas de tomate...

Cambiar las presentaciones

Croquetas, empanadas, purés, tortillas, crêpes, todos son buenos recursos para que coma lo que le interese sin apenas darse cuenta y a gusto.

El recurso del zumo

Si bien no es lo mismo tomar el zumo que comer la hortaliza entera, la licuadora puede resultar un buen recurso temporal. Podemos darle un buen zumo recién hecho mientras insistimos con paciencia.

Aprovecharse del hambre

Cuando el hambre aprieta todo resulta más apetecible. Antes de comer podemos darle a roer una zanahoria o un buen trozo de pimiento.

Recordar a Popeye

Este personaje contribuyó en su día a un gran aumento en el consumo de espinacas. Siguiendo este modelo, podemos explicarle cuentos en que sus héroes favoritos sean amantes de lo que no le apetece pero le conviene.

Adaptar la propuesta

Si una hortaliza en concreto no le gusta, podemos darle otra que sea equivalente desde un punto de vista nutricional. No obstante, no debemos cambiar todo un grupo de alimentos básicos por otro, por ejemplo, frutas por verduras o carne por legumbres.

Aprendizaje temprano

La variedad es fundamental para conseguir un buen equilibrio nutricional. Por ello interesa acostumbrarle pronto a los diferentes sabores y texturas.

Introducciones prudentes

Los nuevos alimentos deben de introducirse de uno en uno, en cantidades modestas. Así se facilita una mejor tolerancia. Debemos evitar de entrada los gustos más fuertes, lo amargo y lo ácido.

Frutos secos: muchos nutrientes saludables

Su pequeño tamaño y su apariencia discreta esconden una gran concentración de nutrientes en su interior. Desde hace milenios forman parte de la dieta humana lo cual, atendiendo a los últimos descubrimientos acerca de sus potenciales beneficios, no parece casualidad.

Al analizar su perfil nutricional, destaca el hecho de que, al tratarse de alimentos con un bajo contenido en agua, presentan una gran densidad nutricional y energética. De hecho, tras los aceites vegetales, son los alimentos que ocupan el segundo lugar en la lista de alimentos ricos en calorías, situándose alrededor de las 600 por cada 100 g. La mayor parte de estas calorías proceden de su elevado contenido en grasas, que se sitúa entre los 50 y los 60 g por cada 100 g. Muchos son los consumidores que, al oír estas cifras, rechazan el consumo de este tipo de alimentos, cuando justamente ellas responden a una de sus principales características saludables. La razón última de ello hay que buscarla en la calidad de estas grasas, en las que se observa un claro predominio de las grasas insaturadas, las cardiosaludables (ver tabla). Entre las grasas monoinsaturadas destaca su contenido en ácido oleico, principal componente del aceite de oliva, en particular en avellanas, almendras y cacahuetes (ver tabla). Entre las grasas poliinsaturadas encontramos miembros de las dos familias más importantes, los omega-6 y los omega-3, estrechamente relacionadas también con la salud cardiovascular.

Pero, más allá de las grasas, destaca su contenido en proteínas que se sitúa entre el 15 y el 30 % de su peso según las distintas variedades. Se trata de cantidades muy importantes pues, por ejemplo, las almendras poseen la misma cantidad de proteínas que la carne, y los cacahuetes y el girasol más todavía; no obstante, es necesario destacar que, aún tratándose de proteínas de buena calidad, ésta no alcanza la de los alimentos de origen animal, cuya composición en aminoácidos esenciales se aproxima más a nuestras necesidades de los mismos. En este apartado resalta también sus elevados niveles de arginina, de manera especial en las nueces, lo que constituye un factor positivo teniendo en cuenta el papel que juega este aminoácido en la formación de óxido nítrico, un potente vasodilatador también capaz de reducir la agregación de las plaquetas en el interior de las arterias. También destacan por su contenido en micronutrientes, es decir minerales y vitaminas. En cuanto a los primeros, son una excelente fuente de calcio y aún mejor de magnesio, pudiendo contribuir su consumo de forma significativa a la cobertura de nuestras necesidades nutricionales de este elemento que escasea en nuestras dietas actuales. Hierro y cinc son otros dos minerales importantísimos cuyas deficiencias nutricionales se encuentran entre las más frecuentes, y de los que los frutos secos son una fuente importante, en especial algunos de ellos.

En relación a las segundas, destaca la presencia en algunos frutos secos, en especial girasol, almendras y avellanas, de la vitamina E, de efecto antioxidante y protector de la salud de nuestras arterias. Al mismo tiempo es muy destacable su contenido en ácido fólico, una de las vitaminas con mayor riesgo de deficiencia nutricional que, además de sus acciones sobre el desarrollo y la maduración de las células sanguíneas y el funcionamiento normal del sistema nervioso, desempeña un papel clave en el metabolismo de la homocisteína, reduciendo significativamente su concentración y amortiguando así su impacto negativo en la aterosclerosis. También es notable su contenido en fibra alimentaria, en especial en algunas de estas semillas.

Un gran cúmulo de datos recogidos en numerosos estudios durante los últimos años converge hacia una única dirección: los frutos secos ejercen un poderoso impacto favorable sobre la salud de nuestro organismo. Son muchos los grupos de expertos, como los de la Sociedad Española de Nutrición Comunitaria, que han señalado el efecto positivo de su consumo regular en la prevención de determinadas enfermedades, en particular cardiovasculares, y en algunos casos han llegado a proponer la recomendación del consumo de una ración de los mismos de una a cinco veces por semana.

En general todo el mundo, salvo contraindicaciones, puede beneficiarse de su consumo, pero en particular son altamente recomendables para aquellos colectivos o personas que tengan necesidades nutricionales elevadas, como los niños, los adolescentes, las mujeres embarazadas, las madres lactantes y los deportistas y personas con una actividad física elevada. En el caso de los pequeños, algunos autores aconsejan esperar introducir su consumo hasta alrededor de los siete años para evitar problemas digestivos.

FRUTOS SECOS
1. Contenidos nutricionales más importantes de las frutas secas de mayor consumo (contenido en 100 g)

	Cal (g)	Glú. (g)	Gr. (g)	Prot. (g)	Fib. (g)	Vit. A (mcg)	Vit. E (mg)	Vit. C (mg)	Ac.fól. (mcg)	Ca (mg)	Mg (mg)	Fe (mg)	Zn (mg)
Almendra	575	3.5	53.5	20	14.3	Tr	20	Tr	96	270	258	6.3	1.7
Avellana	566	5.3	54,4	14,1	10	4.83	21	3	110	193	168	7.9	1.3
Nueces	602	4	59	14	5,2	8	0.8	2.6	66	183	358	5	2.1
Cacahuete	581	8.5	49	27	8,1	0.33	8,1	Tr	110	72	329	4,9	3
Girasol	535	20	43	27	2.7	0	49	0	110	121	309	8.1	5.2
Piñón	660	15	60	15	2.4	8	0.8	3	66	82	132	5	2
Pistacho	621	15.7	51,5	17.6	6.5	25	5.2	7	58	136	158	7.3	0.3

2. Tipos de grasas presentes en distintas frutas secas

	Saturadas	Monoinsaturadas	Poliinsaturadas
Almendra	4.2	36.6	10
Avellana	3.9	42.2	5.6
Nueces	6.4	9.2	40.2
Cacahuete	9.2	23.4	14
Girasol	5.3	8	33

Un amplio abanico de condimentos

Perejil, tomillo, romero, salvia, orégano y albahaca son viejos acompañantes de nuestros platos. Desde hace ya algún tiempo está aumentando el interés por la presencia de sustancias antioxidantes en estas plantas aromáticas. Así, por ejemplo, el ácido rosmarínico encontrado tanto en el romero como en la salvia ha demostrado ser un antioxidante potente. Ajos y cebollas son dos bulbos característicos de nuestras cocinas a los que se atribuyen diferentes virtudes salutíferas. El uso tradicional de todas estas sustancias, particularmente dotadas para conferir sabor a nuestras dietas, nos recuerda una vez más que los nexos entre sabor y saber van más allá de las similitudes fonéticas.

Otros componentes del tradicional bodegón mediterráneo

Aunque no formen parte de lo que se considera habitualmente el modelo alimentario ovolacteovegetariano, el bodegón típico de la alimentación mediterránea no estaría completo si no citáramos el pescado y el vino. En cuanto al pescado, no hay duda de que su presencia en la dieta puede resultar beneficiosa para la salud cardiovascular. Su principal característica nutricional es su contenido en AGPI n-3, en particular el EPA y el DHA; 100 g de pescado blanco (con un contenido en grasa total bajo) proporcionan unos 0,2 g de n-3, mientras que la misma cantidad de pescado azul proporciona entre 0,5 y 2 g de estos ácidos grasos.

De acuerdo con ello, los expertos recomiendan a la población sustituir parte de las raciones de carne que se consumen habitualmente por pescado.

Por otra parte, la polémica en cuanto al uso benéfico de la ingesta de cantidades moderadas de alcohol sigue muy encendida. Según la Sociedad Española de Arteriosclerosis, el consumo moderado de alcohol, inferior a 30 g al día (cantidad equivalente a, por ejemplo, 300 ml de un vino de 12 grados), tiene un efecto potencialmente beneficioso sobre el perfil de lípidos de la sangre, considerándose que puede aumentar el col-HDL.

A ello hay que añadir el hecho de que recientemente se ha llamado la atención sobre la presencia, en bebidas como el vino, de sustancias con efecto antioxidante, como el resveratrol, el cual se considera capaz de disminuir la oxidación de las LDL, y una sustancia eficaz en la prevención de los problemas vasculares. La llamada «paradoja francesa», que surgió a raíz de la constatación de que en Francia la tasa de enfermedades cardiovasculares era sorprendentemente baja considerando el elevado consumo de grasas de origen animal de sus habitantes, se ha querido explicar por su elevado consumo de vino. Pero si el resveratrol se encuentra en el vino es porque ya estaba presente en la uva, principalmente en la piel de esta fruta, y además se conocen otras muchas especies vegetales que lo contienen, como las moras y los cacahuetes. Según un cálculo efectuado por John Pezzuto, director de una reciente investigación cuyos resultados se presentaron en la revista *Science,* una dosis diaria de 50 g de uvas es suficiente para beneficiarse de los efectos preventivos del resveratrol.

Al hablar del alcohol y del consumo de bebidas que lo contienen, debe tenerse muy presente que, dado el elevado contenido energético del alcohol, 7 cal/g, la ingesta de 30 g representa 210 calorías, es decir, algo más del 10 % del valor calórico total de una dieta de 2.000 calorías.

Por otro lado, es absolutamente necesario recordar que su ingesta excesiva puede lesionar el miocardio (el músculo del corazón), aumentar la presión arterial y el riesgo de accidentes cerebrovasculares, además de dañar el hígado, ocasionar efectos neurológicos y psicológicos adversos, y contribuir a la obesidad.

Esta batería de potenciales efectos negativos lleva en la actualidad a los expertos a indicar que no se justifica la recomendación del uso de alcohol en la prevención de la enfermedad coronaria.

ALGUNAS CUESTIONES SOBRE EL CONSUMO DE PESCADO

El pescado es un alimento rico en proteínas de gran calidad y que contiene además grasas cardiosaludables que constituyen, hoy por hoy, uno de sus principales avales para su introducción en la dieta. He aquí algunas cuestiones habituales que se plantean acerca de su consumo:

¿Contiene cantidades importantes de colesterol?
Se trata de cantidades moderadas, pues se sitúan entre los 50 y los 100 mg por cada 100 g según las especies. A pesar de ello, teniendo en cuenta su particular contenido en grasas, en la actualidad se recomienda su inclusión en la dieta de personas que presentan niveles de colesterol elevados.

¿Existe mucha diferencia de calorías entre el pescado blanco y el azul?
No. La diferencia entre uno y otro puede situarse entre las 60 y las 80 calorías por cada 100 g, debida básicamente a la mayor presencia de grasas en el pescado azul. Se trata de una diferencia pequeña, máxime si tenemos en cuenta los beneficios asociados a dichas grasas.

¿Cuántas veces es recomendable comer pescado a la semana?
En el marco de una dieta mixta, se pueden consumir cinco o seis raciones de pescado semanales.

¿Es interesante que los niños coman pescado?
Desde un punto de vista nutricional se trata de un buen alimento para ellos, aunque no siempre lo acepten con facilidad. Proporcionárselo en forma de empanadas, pizzas, croquetas o purés puede facilitar las cosas a este respecto.

OTROS ASPECTOS A TENER EN CUENTA

El aporte calórico

Tal y como indica la tabla de la página 81, no sólo es importante la proporción de cada uno de los macronutrientes
(glúcidos, grasas y proteínas) al aporte total de la dieta, sino
además que las calorías ingeridas se ajusten a las necesidades energéticas de cada uno. Una dieta que mantenga un balance energético positivo (más entrada que salida) conduci-
rá inevitablemente al cúmulo de grasas en el organismo y
con ello al aumento de peso. Si éste llega a ser importante
nos encontraremos ante un caso de obesidad.

Los sujetos obesos presentan en promedio unos niveles
de colesterol superiores a los no obesos, y los datos disponibles informan que, tanto en hombres como en mujeres, el
grado de obesidad se relaciona con el riesgo de enfermedades cardiovasculares.

Evitar el exceso calórico, limitando fundamentalmente el
consumo de grasa y azúcares, reduce el col-LDL y mantiene
estable el col-HDL, o incluso puede elevarlo.

Otra recomendación a considerar: la relación omega-3
o n-3/omega-6 o n-6

Más allá de las recomendaciones acerca de los tres grandes tipos de grasas presentes en nuestros alimentos (saturadas, monoinsaturadas y poliinsaturadas), en la actualidad también existen indicaciones acerca de las proporciones que deben representar en la dieta las dos grandes familias de ácidos grasos poliinsaturados, omega-6 y omega-3. En buena medida ello se justifica por el hecho de que en nuestro organismo ningún miembro de una de estas dos familias puede convertirse en miembro de la otra, es decir, un omega-6 nunca se convertirá en un omega-3, ni viceversa. En este sentido, teniendo en cuenta que a partir de algunos de ellos se elaboran sustancias con gran actividad biológica y con funciones distintas, aún opuestas, se entiende la importancia de mantener su ingesta en un determinado equilibrio.

La recomendación actual del balance omega-3/omega-6 se sitúa en proporciones de entre 1/4 y 1/10, y de forma preferente 1/6. Para su cumplimiento, se aconseja que el ácido linoleico aporte del 3 al 6 % del total de las Calorías y el alfa-linolénico del 0,5 al 1 %, lo que en una dieta de 2.500 Calorías representaría, respectivamente, de 8,5 a 17 g para el primero y de 1,4 a 2,8 g para el segundo. Según los datos disponibles, en muchos casos ello no se cumple. Así, en nuestras dietas actuales las relaciones entre las familias n-3/n-6 pueden ir de 1/15 a 1/50, un desequilibrio que puede crear problemas, al tiempo que en la dieta de dos de las poblaciones con mejor salud cardiovascular, esquimales y japoneses, son, respectivamente, de 3/1 y 1/3. Así pues, o bien tomamos cantidades insuficientes de alfa-linolénico o alguno de sus derivados, o excesivas de linoleico o, aún, ambas cosas a la vez.

En la práctica, para obtener un buen equilibrio entre estas dos familias de grasas interesa recordar que en los alimentos las grasas se encuentran mezcladas en distintas proporciones y que, sin necesidad de tener que entrar a echar cuentas, el hecho de apostar mayormente por aquellos alimentos en los que las relaciones entre las familias n-3 y n-6 sean más adecuadas (ver la tabla) en el marco de una alimentación suficiente y variada es una buena fórmula para acercarnos a este complejo equilibrio.

Debido a la especial contribución que tienen los aceites en el aporte total de grasas, es muy importante hacer buenas elecciones al respecto. En este sentido, interesa saber que en un aceite de consumo creciente como el de girasol, la relación alfa-linolénico/linoleico es de ¡1/125! Así pues, no son buenas noticias que este aceite le venga quitado protagonismo a la grasa de adición por excelencia de la alimentación mediterránea, el aceite de oliva, en el que esta relación es de 1/9,4.

El mejor desayuno
Empezar bien el día es fundamental en todos los aspectos, y la alimentación no es ninguna excepción. Como su nombre indica, con el desayuno rompemos el principal ayuno al que habitualmente estamos sometidos, las 8-10 horas que estamos sin comer mientras dormimos.

Sin embargo, es habitual que no le demos a esta primera comida del día la importancia que tiene, y quizás por ello nuestros hábitos estén tan alejados de lo que en la actualidad recomiendan los expertos para las primeras horas de la mañana. La socorrida fórmula del café con leche y la pasta carece de muchas cosas necesarias y se excede en otras que interesa evitar, como grasas y azúcar.

Lo cierto es que tras el descanso nocturno el organismo vive ya de sus reservas energéticas que, en el caso de los hi-

CONTENIDO EN AGPI (ácidos alfa-linolénico (N-3) y linoleico (N-6)) EN ALIMENTOS DE CONSUMO HABITUAL
Expresado en mg por cada 100 g

	Alfa-linolénico	linoleico
Leche de vaca entera	24	92
Yogur	60	90
Queso Camembert (30 % MG)	150	250
Queso Gruyere	430	1.300
Queso Roquefort	700	620
Huevo entero	70	1.350
Mantequilla	1.200	1.800
Aceite de germen de trigo	7.800	55.300
Aceite de soja	7.700	54.200
Aceite de oliva	855	8.000
Aceite de girasol	500	62.600
Aceite pepitas de uva	480	66.000
Avellanas	150	6.300
Almendras	260	9.800
Nueces	6.800	34.000
Arenque	61	153
Sardinas	227	228
Caballa	99	144
Judías verdes	62	53
Coliflor	109	29
Col verde	354	130
Coles de Bruselas	156	38,5
Espinacas	134	28
Perejil, hojas	120	72
Pan integral	36	506
Soja	930	9.800
Plátano	24,5	34,5
Fresas	112	132
Cerezas	46	47
Mango	67	9

dratos de carbono, son escasas. Por eso es un buen momento para proporcionar este tipo de nutriente, que debe ser el protagonista de esta primera toma de alimentos diaria.

En la actualidad se considera que el desayuno debe proporcionar, aproximadamente, una cuarta parte de las calorías totales ingeridas a lo largo del día, recurriendo para ello a la toma de tres grupos de alimentos básicos:

1. *Alimentos lácteos desnatados*
   Por ejemplo, un tazón de leche, dos yogures o 100 g de queso fresco.

2. *Cereales*
   En forma de tostadas o pan tierno, algún tipo de galletas con pocas grasas o azúcares, cereales para el desayuno...

3. *Fruta*
   Una pieza de fruta fresca de la estación, siendo recomendable sacar partido de la variación que nos permite la riqueza de nuestra huerta.

En ocasiones, la gran dificultad para desayunar de forma adecuada reside en la falta de tiempo. Por ello es preciso planificar la jornada de manera que podamos disponer de los 15-25 minutos para poder gozar de los beneficios de un buen desayuno. Y si estos consejos son de gran importancia para las personas adultas de ambos sexos, aún lo son más para todas aquellas etapas del ciclo vital en las que las necesidades nutricionales son más elevadas, como ocurre con niños, adolescentes, mujeres embarazadas y madres lactantes.

Mantequilla y margarinas

Mantequilla y margarinas luchan desde hace algo más de un siglo por quién debe untar el pan.

La mantequilla es, según el Código Alimentario Español (CAE), el producto graso obtenido por procedimiento mecánico a partir de la leche o la nata higienizadas; es decir, resulta de batir la nata obtenida de la leche, estando ambas en condiciones higiénicas óptimas. Por su parte, la margarina es el producto resultante de mezclar una fase acuosa (agua y/o leche desnatada) con una fase grasa (grasas animales y/o vegetales) y para su elaboración pueden emplearse cualquier tipo de aceite y grasa comestibles que reúnan las condiciones exigidas por el CAE.

Por lo que a su contenido nutricional se refiere, el peso de estos productos se reparte fundamentalmente entre dos componentes: agua y grasa. La primera no puede representar más del 16 % en ninguno de ambos productos; por consiguiente, casi el 84 % restante corresponde a grasas. En consecuencia, el aporte energético de estos productos es elevado y ronda las 750 Calorías por cada 100 g. No obstante, estos datos teóricos no siempre concuerdan con la práctica. Al margen de estas similitudes, para su valoración como alimento es fundamental fijarse en la calidad de sus grasas, en particular su contenido en grasas saturadas, monoinsaturadas y poliinsaturadas. En relación a esta cuestión, mientras que la mantequilla presenta una composición más o menos constante de 50%, 27 % y 3 % respectivamente, el panorama de las margarinas es mucho más difuso y obliga a mirar las etiquetas de cada producto. Es cierto también que existen margarinas con un número de calorías reducido. Tenemos, por ejemplo, las llamadas minarinas o semimargarinas, con un contenido en grasa del 41 %, es decir, aproximadamente la mitad del producto normal. En estos productos la cantidad mínima de agua debe ser del 50 %. Sea como fuera, en ninguno de los dos casos podemos afirmar que nos encontramos ante la presencia de alimentos básicos.

En cuanto a las recomendaciones para su consumo, la Sociedad Española de Arteriosclerosis (SEA), en sus recomendaciones dietéticas para la prevención de la arteriosclerosis, propone limitar el consumo de margarinas vegetales a un máximo de 2 a 3 veces por semana, mientras que sitúa a la mantequilla entre los alimentos desaconsejables, a consumir de forma excepcional. Cuando se consuman, es aconsejable tomar un máximo de 10 g.

Así pues, gran parte del dilema acerca de la elección entre la mantequilla o la margarina se difumina al recordar el mejor consejo acerca de su consumo: tomarlas ocasionalmente. En este marco, la mejor opción dependerá de lo que se priorice: a favor de la mantequilla está el ser un producto más natural y menos manipulado y no contener ácidos grasos «trans»; a favor de la margarina el presentar, por lo general, una relación grasas saturadas/insaturadas más favorable. En opinión de muchos expertos, puestos a consumirlas un día, es mejor optar por la mantequilla.

El aporte de vitamina A

Las sustancias consideradas como vitaminas son trece, clasificándose en dos grandes grupos, hidro y liposolubles. Estas últimas son cuatro, y entre ellas se encuentra la vitamina A, asociada clásicamente al funcionamiento correcto de la visión, pero necesaria también para otras funciones vitales como el mantenimiento de la piel, el funcionamiento del sistema inmunitario y la eliminación de sustancias tóxicas del organismo. El retinol como tal se encuentra exclusivamente en alimentos de origen animal, principalmente en la leche entera, mantequilla, quesos, yema de huevo, hígado y

TABLA COMPARATIVA ENTRE MANTEQUILLA Y MARGARINAS		
	Mantequilla	**Margarinas**
Materia prima	Leche o nata	Grasas animales y/o vegetales
Procedimientos obtención	Físicos	Físicos y químicos
Hidrogenación	No	Sí
Grasas «trans»	No	Sí
Aporte energético	aprox. 750 Cal/100 g	aprox. 750 Cal/100 g*
Porcentaje de grasas	aprox. 84 %	aprox. 84 %*
Cantidad grasas saturadas	aprox. 50g/100 g	Variable
Posibilidad aditivos	Sí	Sí
Alimento básico	No	No
Frecuencia consumo	Ocasional	Ocasional

* Éste, que es un dato de libro, puede que no siempre coincida con la realidad. De hecho, existen múltiples marcas de margarina en el mercado que contienen entre 540 y 550 Calorías por cada 100 g, consecuencia de un contenido en grasas que ronda el 60 %

algunos pescados grasos. Esto quiere decir que la toma de retinol con los productos animales va acompañada de cantidades más o menos importantes de grasas, prioritariamente saturadas, y que además va acompañada también de la ingesta de colesterol. Por ello se ha cuestionado a menudo si una dieta diseñada para prevenir el aumento de los niveles de colesterol puede garantizar el aporte diario recomendado de vitamina A, actualmente situado en 800 microgramos (mcg) para la mujer adulta y 1.000 microgramos (1 mg) para el hombre. Las dudas se despejan cuando se tiene en cuenta que el concepto de vitamina A incluye más sustancias que el propio retinol. Y es que ciertos carotenoides, que en su conjunto son los pigmentos responsables del intenso color amarillo, anaranjado o rojo que presentan un gran número de vegetales, pueden convertirse en vitamina A una vez ingeridos en nuestro organismo. Así pues, los carotenoides provitamínicos de los alimentos vegetales son capaces de aportarnos vitamina A de forma muy saludable y sin ningún tipo de contrapartidas. Son numerosos los alimentos vegetales que contienen carotenoides provitamínicos en cantidades importantes. Así, por ejemplo, con la toma de 100 g de zanahoria podemos obtener la cantidad diaria de vitamina A recomendada a un hombre adulto.

El interés actual por los carotenoides aún se hace más evidente si tenemos en cuenta que, tras muchos estudios, se les han atribuido numerosos efectos sobre la salud, como por ejemplo, efectos cardiovasculares beneficiosos, mejoría del sistema inmune, inhibición de algunos cánceres, disminución del riesgo de cataratas y una gran capacidad antioxidante.

Productos light

Siguiendo la estela de la moda del modelo corporal delgado, ha venido consolidándose la oferta de productos *light*. En esencia los productos *light* o ligeros, son productos que quieren parecerse lo máximo posible a un producto tradicional de referencia, pero proporcionando al mismo tiempo una menor cantidad de energía que aquél gracias a la disminución del contenido de alguno/s de sus nutrientes energéticos. Intentan pues proporcionar la misma gratificación pero con menos calorías. La reducción del contenido energético en relación al alimento de consumo corriente se sitúa en un 25 % como mínimo y, en algunos casos, puede superar el 50 %.

En la práctica el aligeramiento afecta al contenido en azúcares y grasas de los alimentos, dos de las principales fuentes de calorías. En el caso concreto de las grasas su reducción se consigue bien eliminándolas, como ocurre con la leche desnatada, bien sustituyéndolas por productos emulsionantes (gomas, pectinas, alginatos), o por sustancias glucídicas o lipídicas absorbidas de forma parcial o no absorbidas a nivel intestinal (poliésteres de sacarosa por ejemplo), o por glúcidos bien absorbidos (dextrinas y almidones) pero que sus-

CONTENIDO DE VITAMINA A EN ALIMENTOS DE CONSUMO HABITUAL

Los datos se expresan en mcg de Equivalentes de Retinol (es decir, hecha la conversión de carotenoides a vitamina A) por cada 100 g. En la practica 1 mcg de ER es igual a 1 mcg de retinol (vitamina A).

Hígado	13.540
Zanahoria cruda	1.346
Mantequilla	828
Espinacas cocidas	771
Queso gallego	420
Queso manchego curado	357
Quesos Roquefort y Cabrales	300
Acelgas cocidas	227
Nísperos	218
Huevos	140
Mandarina	106
Pimiento rojo crudo	100
Apio verde	95
Tomate	95
Brócoli cocido	75
Espárrago verde crudo	53
Naranja	49
Leche entera	48
Judías verdes cocidas	40

tituyen con ventaja a las grasas al proporcionar menos de la mitad de calorías que éstas, o por proteínas texturizadas.

En esencia el producto *light* pretende que el consumidor pueda continuar gozando de su alimentación actual sin temer por las calorías. Se trata de cambiar sin cambiar. No se trata de reajustar hábitos alimentarios mal adaptados, sino de poder seguir con ellos sin hacer frente a sus indeseables consecuencias.

Más allá del peso corporal, principal objetivo del mercado *light*, ¿qué ventajas pueden ofrecer estos productos en relación al mantenimiento de unos niveles de colesterol adecuados? Esta pregunta se responde en buena medida al observar el tipo de productos que podemos obtener en su versión ligera:

Alimentos lácteos
Se trata de las leches total o parcialmente desnatadas, las leches fermentadas y otros productos como postres lácteos, helados, etc., preparados con este tipo de leches y también de quesos frescos «ligeros».

Cuerpos grasos
Es el caso de ciertas margarinas. Las minarinas son un producto semejante a las margarinas pero con un contenido en grasa de alrededor del 50 %, en lugar del 80 % del original.

Las salsas
Ácidos, sal y grasas son los componentes habituales que dan sabor a estos aderezos. Sin duda una de las salsas más populares que se puede encontrar en su versión *light* es la salsa mayonesa.

Los platos cocinados
Se trata en principio de las mismas recetas pero sustituyendo los componentes más grasos por otros de menor contenido energético, modificando las proporciones de los ingredientes a favor de los menos energéticos, utilizando formas de cocción diferentes, etc.

Productos elaborados con elevadas cantidades de azúcar
Como por ejemplo mermeladas, confituras, chocolate, galletas, caramelos, chicles. En estos casos el azúcar suele ser sustituido por un edulcorante acalórico. También se fabrica

bollería con contenidos reducidos en azúcar y/o en materias grasas.

Refrescos

Los edulcorantes acalóricos son los encargados de proporcionar el sabor dulce que se espera de estas bebidas. Ciertamente, dada la gran cantidad de azúcar utilizada en las fórmulas tradicionales, suelen superar los 100 g por litro, las diferencias Calóricas entre unas y otras son importantes.

Patatas chips y otros snacks *light*, charcutería *light*, bebidas alcohólicas, son otros productos presentes en el mercado.

Está claro que, al margen de la leche y leches fermentadas, los demás productos no pertenecen a los llamados alimentos básicos, es decir, su consumo no se considera esencial para la obtención del equilibrio nutricional. Su elección reduce, sin duda, el aporte de grasas en relación al consumo del producto de referencia, pero convertir esa ventaja en un pasaporte para su consumo libre que les otorgue un protagonismo excesivo es un error. Probablemente, la mejor manera de evitar estos aportes superfluos de grasas sea situar su consumo en el marco de una alimentación saludable, lo que se traduce por evitarlos o, cuando menos, limitarlos a la categoría de ingestas ocasionales. Dicho de otra forma, los productos *light* no sirven para escaparse de las responsabilidades que exige convertirse en un buen comensal.

Las leches vegetales

Cuando hablamos de la leche, sin más, nos referimos habitualmente a la leche de vaca. Sin embargo, la tradición y también la tecnología ha ido poniendo a nuestra disposición otro tipo de «leches» de origen vegetal. Así, a las ya clásicas leche de almendras y horchata de chufa, se le han añadido más recientemente la «leche» de soja y otras procedentes de cereales como el arroz y la avena. En realidad, se trata de horchatas que pueden considerarse como bebidas saludables si consideramos su escaso y favorable contenido en grasas, su ausencia de colesterol, su contenido en magnesio, su relación sodio/potasio favorable y la ausencia de lactosa, un azúcar presente en la leche de origen animal al que suelen ser intolerantes muchas personas. Así pues, las principales semejanzas entre las leches de origen animal y las «leches» vegetales se deben a características sensoriales, como el color y la textura. Sin embargo, desde una perspectiva nutricional, se trata de dos realidades distintas, que no se sustituyen una a la otra; es un error pensar que tomar un vaso de «leche» de soja o de almendras equivale, nutricionalmente, a tomar un vaso de leche de vaca, cabra u oveja. Pero ello tampoco quiere decir que se trata de productos que tengan que competir entre sí o excluirse mutuamente. Así pues, cuando no haya contraindicaciones al respecto, ambas pueden tener cabida en una dieta saludable.

Café y té
Si bien los aportes nutricionales del café son en la práctica nulos, se trata de una bebida estimulante con una extraordinaria implantación social.

La relación entre el consumo de café y modificaciones desfavorables del contenido de colesterol no es demasiado consistente. La SEA señala que datos recientes han demostrado que ni el número de tazas de café que se toman al día, ni la ingesta total de cafeína se relacionan con el riesgo de enfermedad coronaria o de accidente vascular cerebral. De todos modos, se considera prudente no ir más allá de las dos o tres tazas diarias.

Algunos estudios han señalado que podrían asociarse algunos problemas al consumo del café hervido. En el café hervido (una forma de preparación que no es habitual en nuestro medio) se han encontrado determinadas sustancias (como el cafesterol) que podrían ser responsables de las elevaciones de col-LDL constatadas con su consumo.

Por lo que al té se refiere, están apareciendo en los últimos tiempos informaciones novedosas. Así, a la llamada paradoja francesa, se ha sumado ahora la paradoja china, según la cual determinados componentes del té verde protegerían de las enfermedades cardiovasculares. Que el té es una bebida estimulante debido a su contenido en cafeína es algo sabido desde hace mucho tiempo, pero desde hace algunos años se han publicado trabajos en revistas científicas que informan de una actividad preventiva o incluso curativa del té en la aterosclerosis, y se ha sugerido que la toma regular de té verde disminuye los niveles de colesterol. Con todo, las dos o tres tazas diarias que en la actualidad se aceptan dentro del marco de una dieta saludable siguen teniendo más el aire de cantidades a no rebasar que de cantidades que interese alcanzar.

Los mejores métodos de cocción

Las mejores formas de cocer los alimentos parecen ser aquellas que emplean poca grasa. Se trata de hervidos, vapor, planchas y horno. Son, por otro lado, los métodos a utilizar en cualquier dieta hipocalórica. Con todo, no podemos pasar por alto que la fritura en aceite es una práctica culinaria con profundas raíces en la zona mediterránea, y que suele gozar de gran aceptabilidad. La presencia de la fritura en la dieta como método de cocción es, desde un punto de vista nutricional, aceptable si se hace uso de ella de forma moderada (por ejemplo no más de dos veces por semana) y, sobre todo, si cumple las condiciones necesarias para poder ser considerada una buena fritura. Para ello es indispensable:

- Freír en baño de aceite.
- Utilizar aceite de oliva.
- Alcanzar la mínima temperatura que sea compatible con una buena fritura, que podría situarse en los 180°C.
- No dejar que el aceite humee.
- Reutilizar el aceite las mínimas veces posible. Ninguna reutilización es mejor que una. Cinco veces podría considerarse el máximo, si se han respetado todas las normas cada vez. Siempre es necesario colarlo en seguida después de su utilización.
- Disponer los alimentos sobre una superficie absorbente después de fritos.

COMER FUERA Y COLESTEROL

- La composición de la comida debe guardar una cierta armonía, intentando que en ella estén presentes alimentos de, al menos, cuatro grupos básicos.
- Muchos vegetales, pocas grasas, pocos fritos y variedad son reglas de oro.
- Uno de los mejores postres, para quien le siente bien, es la fruta. Los postres lácteos exigirán la debida prudencia, en especial si presentan cantidades considerables de grasas y azúcares. Los frutos secos (avellanas, almendras, etcétera) comidos con moderación pueden resultar una buena elección.
- La estructura de un entrante, un primer plato, un segundo plato y un postre es más social que fisiológica. Un solo plato, como por ejemplo una pizza, puede hacer las veces, menos de postre, de todo.

> • Comer un bocadillo no siempre tiene por qué asociarse a una mala comida, especialmente si en su interior o a su alrededor están presentes las hortalizas. La base del bocadillo es el pan, lo cual no es ningún mal presagio, más bien al contrario, cuando hablamos de una dieta saludable.

Aceptación de la dieta mediterránea

El tipo de dieta propuesto con el perfil nutricional que se refleja en la tabla de la página 81, puede ser mejor aceptado por la mayoría de la población que otra dieta que contenga un mayor porcentaje de glúcidos y una menor contribución de las grasas al valor calórico total. El hecho de que proporcione más variedad y una mayor palatabilidad favorecerá el cumplimiento de las recomendaciones dietéticas.

La tradicional alimentación mediterránea, con su trilogía basada en el olivo, el trigo y la vid, despreciada y hasta denostada durante mucho tiempo por pertenecer a un área económica relativamente poco favorecida, empieza a ser contemplada con gran interés por la mayoría de los países occidentales más desarrollados.

Actualmente en los países anglosajones, y bajo el impulso de la propia clase médica, se multiplican las campañas de información que muestran este modelo alimentario como ejemplar. La propia Unión Europea, que ha contribuido poderosamente a la modificación de la alimentación tradicional mediterránea, será, quizá también, la dinamizadora de su rehabilitación a gran escala.

Esta alimentación de «pobres» es ahora pretendida y envidiada por los más ricos. Y es que la experiencia demuestra, una vez más, que el buen comer y el buen vivir dependen, afortunadamente, de otros muchos factores más allá del poder adquisitivo.

¿Son eficaces los suplementos nutricionales?

El buen uso de los suplementos nutricionales debe seguir un principio de oro: sólo debe recurrirse a ellos cuando con la dieta resulte imposible alcanzar los objetivos nutricionales deseables. Entonces, su indicación corresponderá a un profesional competente.

Fibra soluble

Existen muchos datos que indican que las dietas ricas en fibra producen descensos de la concentración de colesterol a expensas sobre todo de las LDL y sin modificación de las HDL. Estos descensos se han relacionado con un aumento de la excreción fecal de colesterol y de ácidos biliares.

Este efecto estaría relacionado con las llamadas fibras solubles. En este sentido se ha indicado que la pectina, las fibras de las leguminosas y las del salvado de avena tienen un efecto hipocolesterolemiante. Existen también numerosos estudios que demuestran que la goma guar, un tipo de fibra soluble, obtiene buenos resultados reduciendo los niveles de colesterol. Por el contrario, se ha señalado que el salvado de trigo, rico en celulosa (una fibra insoluble), no produce dicho efecto.

La mejor manera de incorporar todo tipo de fibra a nuestra alimentación, y naturalmente también la soluble, es consumir alimentos que la contengan. El consumo de legumbres y frutas será particularmente recomendable.

Lecitina de soja

La lecitina es un fosfolípido que se halla presente tanto en alimentos de origen vegetal como animal. Aunque estamos más familiarizados con la de soja, esta leguminosa no es la fuente exclusiva de lecitina.

La lecitina es un producto emulsionante que se utiliza con esta finalidad como aditivo alimentario en muy diversos productos de la industria agroalimentaria: se trata del E 322.

Publicaciones recientes señalan que en el ser humano la administración de lecitina de soja tiene un efecto antiaterogénico, disminuyendo los niveles de colesterol así como la relación col-LDL/col-HDL, aunque para llegar a mejores certezas en este asunto son necesarios más estudios.

En la actualidad, la lecitina es un nutriente para el que no existe una recomendación específica.

Píldoras de ajo

El ajo goza, por diversas razones, de mucha popularidad y figura como uno de los ingredientes clásicos de la cocina popular. Su contribución a los aportes nutricionales es escasa, usándose más como condimento que como alimento. Pero desde hace mucho se viene alabando no sólo su poder aromatizante, sino también sus propiedades como planta medicinal, un tema sujeto en tiempos recientes a no pocas polémicas. Con todo, son muchos quienes defienden su poder antimicrobiano y anitiinfeccioso, y se ha llegado a publicar que el ajo es cincuenta veces más desinfectante que el alcohol de 90°. Pero de él también se dice que presenta propiedades antioxidantes que permitirían contrarrestar el proceso oxidativo de las LDL. Para algunos autores está claro que la terapia a base de polvo de ajo disminuye notablemente la aterogénesis de las LDL. Numerosas investigaciones han concluido que el ajo reduce las LDL y eleva las HDL, al tiempo que disminuye también las cifras de colesterol total. Además, a nivel vascular se le atribuye un efecto hipotensor.

Aceites de pescado

Los concentrados de aceite de pescado han demostrado su utilidad para reducir los niveles de triglicéridos en estudios a corto plazo y con dosis relativamente altas, habitualmente superiores a 5 g/día. Cantidades inferiores, de alrededor de 3 g diarios, tienen un efecto poco significativo sobre los lípidos del plasma, por lo que en la actualidad su consumo no puede recomendarse para tratar los niveles elevados de colesterol. Estos datos contrastan con los espectaculares efectos que en medios seudocientíficos se habían atribuido a los suplementos de aceite de pescado. Algún autor había visto en estas cápsulas un cheque en blanco para la ingesta de grasas saturadas. Los expertos concluyen que, en la actualidad, no existen suficientes evidencias para aconsejar el consumo de cápsulas de n-3, mientras que consideran recomendable la inclusión de, al menos, tres platos de pescado en el menú semanal.

Formas alternativas de comer

ALIMENTACIÓN VEGETARIANA

Cuando se prefiera no incluir en la dieta carnes y productos derivados, las principales precauciones en relación a la ingesta de alimentos básicos se dirigirán a los productos lácteos, cuyo perfil graso es particularmente desfavorable.

También el consumo de huevos deberá seguir contemplándose con moderación. Estas consideraciones son de especial interés para aquellas personas que decidan seguir un modelo alimentario ovolacteovegetariano, puesto que:

- Al prescindir de la carne se tiende, en un intento a menudo innecesario de compensación, a consumir alimentos lácteos en exceso.
- Se piensa que una alimentación fundamentalmente vegetal ejerce un efecto protector que licencia de algunas precauciones, cuando, en realidad, son necesarias para todos.

Por lo demás, son numerosas las informaciones que hablan a favor de los efectos favorables de la dieta vegetariana.

Existen numerosos datos que indican que en los vegetarianos y vegetalianos (estos últimos no incluyen en su alimentación ningún alimento de origen animal) los niveles de colesterol son un 30 % inferiores a los que presentan aquellos que siguen una dieta omnívora.

El exceso de proteínas, particularmente de proteínas animales, y su relación con los niveles de colesterol, es un tema polémico. En este sentido, la SEA indica que, si bien algunos estudios en animales han mostrado un mayor efecto hipercolesterolemiante de la caseína de la leche en comparación con la proteína vegetal de la soja, no existen evidencias suficientes para implicar a los distintos tipos de proteínas en modificaciones de lípidos en el plasma.

Sin embargo, debe tenerse en cuenta, por otro lado, que las proteínas animales, aunque no necesariamente, suelen ir acompañadas de grasas saturadas y que, por ello, un exceso de las mismas debido a una ingesta demasiado elevada de productos cárnicos y lácticos puede llevar aparejado un consumo también elevado de este tipo de grasas.

La teoría de la homocisteína de la arteriosclerosis, ya comentada (véase página 42 y siguientes), señala que las ventajas de dar prioridad en la dieta a las proteínas vegetales podrían deberse a su propia composición en aminoácidos, y en concreto a su menor contenido en el aminoácido metionina, a partir del cual se sintetiza la homocisteína.

Según McCully, uno de los autores del libro *The Homocysteine Revolution: Medicine in the New Millennium* (La revolución de la homocisteína: medicina en el nuevo milenio), «esta teoría explica por qué los vegetarianos y las poblaciones que consumen una dieta en la que predominan los vegetales están relativamente protegidos frente a la arteriosclerosis en comparación con poblaciones que consumen carne en abundancia, así como productos lácteos».

En definitiva, podemos indicar que, en su conjunto, el perfil nutricional de la dieta vegetariana presenta, por lo que al colesterol se refiere, importantes características favorables entre las cuales podemos destacar las siguientes:

- Menor ingesta de grasas saturadas.
- Menor consumo de colesterol.
- Mayor presencia de grasas insaturadas.
- Una ingesta más elevada de glúcidos complejos (pan, legumbres, etcétera).
- Un consumo menor de proteínas de origen animal.

A todo ello debe añadirse que los aportes de fibra y de nutrientes como las vitaminas E, C, ácido fólico y betacarotenos, y de magnesio (para cuya cobertura de necesidades los alimentos vegetales juegan un papel fundamental) suelen ser elevados en este modelo alimentario.

ALGUNOS DE LOS MOTIVOS QUE LLEVAN A NO COMER CARNE

La alimentación vegetariana tiene la particularidad de poner en cuestión uno de los alimentos que gozan de mayor importancia en nuestro entorno: la carne. No se trata de una decisión fácil puesto que la presión del entorno es muy fuerte en relación al consumo de este alimento. Por lo general, las personas que optan por esta opción se apoyan en uno o en varios de los siguiente motivos:

Ético-moral
Se considera que comer carne viola los derechos de los animales. El propio concepto de «industria cárnica» contraviene principios básicos del respeto por la vida. Desde este perspectiva se prefiere no matar para comer si puede evitarse.

Salud
Se piensa que el consumo habitual de carne da lugar a un exceso de consumo de proteínas y grasas, mayoritariamente sa-

turadas. Además también se favorecen ingestas elevadas de colesterol y otros compuestos poco favorables como el ácido úrico, todo lo cual resulta perjudicial para la salud.

Ecológico
La explotación de terrenos para la obtención de comida para animales da lugar a un mal aprovechamiento del suelo y los recursos naturales, disminuyendo de forma drástica el rendimiento de los mismos. Además, de no ser tratados adecuadamente (cosa demasiado habitual), la producción industrial de carne genera residuos que pueden contaminar suelos y aguas.

Económico
La producción de carne es cara si se tiene en cuenta que el ganado proporciona un menor número de proteínas de las que consume en forma de forraje. Los mismos terrenos dedicados a producción de alimentos para consumo humano permitirían alimentar a un mayor número de personas.

Religioso
La mayoría de creencias religiosas marcan pautas acerca del consumo de alimentos. En algunos casos, y bajo distintos argumentos, se exige o recomienda prescindir del consumo de carne.

Formando parte del modelo de alimentación vegetariano es frecuente encontrar alimentos que resultan poco habituales o están totalmente ausentes de los modelos de alimentación más convencionales. Entre ellos figuran la soja y muchos de sus derivados como el tofu, la «leche» de soja, la lecitina, «hamburguesas», las semillas germinadas, suplementos como la levadura de cerveza, el polen y la jalea real, el germen de trigo, cereales como el centeno y la avena, las algas, el kéfir, ciertas setas, semillas como el sésamo, la quinoa, hortalizas alternativas como los berros y las ortigas, etc.

Además, desde el modelo vegetariano se prioriza el consumo de productos de cultivo ecológico, es decir, desprovistos de pesticidas, plaguicidas, hormonas, etc., y que en su producción se respetan los ritmos naturales de crecimiento. También se apuesta preferentemente por aquellos alimentos que no tienen en su composición diferentes tipos de aditivos alimentarios, como colorantes, conservantes, emulgentes, etc., prescindiéndose al mismo tiempo de productos que experimentan importantes procesos de manipulación industrial.

Lo cierto es que en la actualidad se desconoce en gran medida cuál es el efecto real sobre la salud de este tipo de elecciones alternativas, existiendo importantes controversias al respecto.

Otras posibles ventajas asociadas
Es cierto que en la actualidad existen datos que señalan que entre las personas vegetarianas se observa un menor número de casos de la mayoría de las llamadas «enfermedades de la civilización», como obesidad, hipertensión, arteriosclerosis y diabetes no insulino-dependiente. En muchas ocasiones se atribuyen estos cambios al perfil nutricional de este tipo de dieta, pero también es cierto que la adopción de la alimentación vegetariana va asociada, la mayoría de las veces, a otros cambios en el estilo de vida que, según opinión de algunos autores, podrían también tener una parte importante en la responsabilidad de estas mejores perspectivas.

Desde estas posiciones no sería la dieta, o sólo la dieta, la causa de estos beneficios. Hay que contemplar, por ejemplo, que las personas vegetarianas apenas suelen beber alcohol ni fumar, toman infusiones de diferentes plantas como alternativas al café, no son habituales consumidores de fármacos, recurren a técnicas como la hidroterapia, los masajes, la relajación, la meditación, la ergonomía, etc.

En definitiva, dejar de comer carne y pescado sería sólo un factor de los muchos implicados en un cambio profundo de hábitos que pretende, con más o menos acierto y rigor, tener un mejor cuidado del cuerpo y la mente, alejándose de una forma de vida que, según las voces de este colectivo, acaba por minar nuestra salud.

SLOW-FOOD: COMER DESPACIO TIENE SUS VENTAJAS

Vivimos, con razón o sin ella, sumergidos en una sensación de escasez de tiempo. Es en este escenario que la comida rápida o *fast-food* ha hecho fortuna. Sin embargo, para explicar las claves de su éxito, además de la rapidez, hay que acordarse de la funcionalidad, la comodidad y la palatabilidad. El producto estrella es la hamburguesa, pero su modelo ha sido copiado por el bocadillo, el pollo o la pizza; y aunque a veces pensemos lo contrario, la oferta de la comida rápida y su influencia no acaba aquí, pues también tiene su versión casera, con las comidas deshidratadas, las sopas de sobre, los productos precocinados o los purés instantáneos.

No hay duda pues de que el paquete de beneficios de esta propuesta es generoso pero, ¿son todo ventajas? Esto es lo que se llevan planteando científicos y consumidores desde hace tiempo. Lo cierto, es que desde una perspectiva nutricional, el modelo *fast-food* más próximo a la hamburguesa no presenta unas cifras demasiado brillantes. Sus abundantes proteínas y grasas y el reducido aporte de hidratos de carbono complejos, vitaminas, minerales y fibra no se acomodan al perfil considerado como ideal por los expertos, y ello tanto si pensamos en el equilibrio nutricional en general como en el mantenimiento de unos niveles de colesterol en particular. Con todo, no estamos ante el único reproche que se le hace al *fast-food*. Junto al desequilibrio nutricional hay quien le recuerda que comer es mucho más que llenarse el estómago con el menor tiempo posible, o que un obstáculo que nos roba tiempo, o una amenaza para nuestras siluetas. Levantan la voz recordando que se trata de una conducta que desde siempre ha sido una seña de identidad y de pertenencia y un eje sobre el que han girado todas las culturas, que hay muchas y buenas razones para negarse a que la comida sea engullida por la globalización, la mecanización y el consumismo en estado puro y afirmando que, en más de un sentido, somos lo que comemos.

Es desde estas posiciones que ha visto su nacimiento un movimiento denominado *slow-food*, nacido en Italia pero presente ya en más de cincuenta países, entre ellos España, y con un total de más de 70.000 socios. Su logo, como no podía ser de otra manera, es el caracol, y promueve una nueva cultura de la alimentación placentera basada en la lentitud, el conocimiento, la hospitalidad y la solidaridad. De hecho, comer de forma pausada y distendida es tan sólo la punta de un iceberg que contiene en su estructura muchas y ambiciosas propuestas, aspiraciones y objetivos. Entre ellos:

Conservar de los platos tradicionales
Evitando así la pérdida de las raíces culinarias y los hábitos propios de las distintas zonas geográficas.

Disfrutar de los alimentos autóctonos
A lo largo de los tiempos cada lugar se ha terminado especializando en la producción de determinados alimentos que han constituido sus cocinas típicas. Los productos con «Denominación de Origen» son un excelente exponente de ellos.

Garantizar la diversidad y la variedad
Frente a la estandarización y globalización del consumo, gozar de una amplia gama de alimentos que ayuden a garantizar el equilibrio nutricional así como la fiesta para el paladar.

Recuperar los ritmos estacionales
Que ayudan a marcar etapas y consumos y siempre responden con una mejor relación entre calidad y precio.

Aumentar el placer de comer
La propia prisa hace que a menudo más que paladear la comida la engullamos, sin ser conscientes de toda la paleta de sabores y sensaciones que nos proporciona.

Convivir en la mesa
La mesa ha venido siendo el lugar donde se concreta el ritual alimentario, el centro del acto de comer, un lugar cargado de símbolos y de mensajes. En ella se comparte el alimento y se goza de la compañía de los comensales que, tradicionalmente, se ha extendido a distendidas sobremesas.

Permitir relajadas digestiones
Dos de las mejores aliadas de la buena digestión son la calma y la tranquilidad. La digestión es un proceso tan sensible como vital, estando muy vinculado al estado emocional y a los estímulos del entorno.

No hay duda que, modificando algunos de nuestros hábitos poco funcionales, podemos alimentar nuestra salud entendida en el sentido más amplio de la palabra, es decir, integrando sus tres dimensiones biológica, psicológica y social.

La dieta cuando el nivel de colesterol es elevado

LAS RECOMENDACIONES NUTRICIONALES

Además de tener un papel preventivo fundamental, la dieta es el primer paso en el tratamiento de los niveles elevados de colesterol, y constituye la base del mismo.

Así, la Sociedad Española de Cardiología ha recomendado que, cuando el colesterol total se encuentre entre 200 y 250 mg/dl, se aconsejen unas normas generales de alimentación equilibrada, siendo el consejo dietético suficiente la mayoría de las veces para reducir los niveles de colesterol a las cifras deseables. Pero hay que reconocer también que los cambios de hábitos alimentarios, aunque sea enfocados al tratamiento de una determinada situación anómala, son de muy difícil cumplimiento. Por eso interesa, dentro del marco de las líneas generales de la dieta adecuada, que las recomendaciones se ciñan lo máximo posible a las características de la persona a la que se destinan, es decir, individualizar la dieta cuanto se pueda, evitando las modificaciones que no tengan una justificación convincente.

¿Cuál es el porcentaje de reducción del colesterol que puede esperarse con la dieta? El descenso del colesterol total y del col-LDL que puede lograrse con la dieta es variable y depende, en parte, del cambio dietético operado y de condicionantes gen éticos, existiendo grandes variaciones individuales. En este sentido, diversos estudios han demostrado la existencia de individuos que responden de una manera espectacular a una dieta diseñada para reducir los niveles de colesterol, mientras que otros no presentan cambios apreciables, considerándose que, al menos, parte de esta variabilidad puede tener causas genéticas.

La experiencia habitual en los países mediterráneos muestra que el cambio de la dieta tradicional a una dieta de tipo occidental produce una elevación media de los niveles de colesterol del 15 %, mientras que el cambio de una dieta occidentalizada a una dieta baja en grasa y colesterol (manteniendo una elevada proporción de grasas monoinsaturadas) reduce el colesterol total y el col-LDL en un 15 %. Y aunque sea un hecho menos conocido, el proceso aterosclerótico puede revertir con una dieta que normalice los niveles de colesterol.

El perfil nutricional de la dieta que se recomienda es, al menos en un principio, muy similar al de la dieta preventiva, y presenta los siguientes puntos fundamentales:

- **Aporte energético:** suficiente para mantener el peso cuando éste sea el adecuado, o dieta hipocalórica si existe sobrepeso.
- **Glúcidos:** 50-55 % del VCT.
- **Proteínas:** 15 % del VCT.
- **Grasas:** 30 % del VCT.
  – Grasas saturadas: menos de 10 % del VCT.
- **Colesterol:** menos de 300 mg diarios.

LA NECESIDAD DE PERSONALIZAR

En lo que a alimentación se refiere, las reglas y consejos generales tienen que convivir con las características personales. De hecho no hay dos dietas iguales, existiendo tanto modelos alimentarios como personas. Éste es un aspecto fundamental a recordar cuando se prescribe una dieta, puesto que el seguimiento de la misma va a depender en buena medida de la capacidad de adaptación que tenga a la realidad de su destinatario. Como en muchos otros campos, en dietética lo mejor es enemigo de lo bueno. ¿De qué sirven unas indicaciones de libro si no se terminan por llevar a la práctica? ¿Cuál es la utilidad de un planteamiento perfecto que carece de seguimiento?

Parece fuera de toda duda que añadir unos «toques» personales a las indicaciones se acompaña de múltiples consecuencias positivas que favorecen el éxito de su implantación. Por ello, partiendo de los marcos generales que la definen, la dieta debería ser como un traje hecho a medida y por ello, a la hora de diseñarla, es recomendable tener siempre en cuenta factores como:

Los *aprendizajes previos*

Los hábitos y creencias aprendidos ejercen un peso muy importante en la confección de nuestros menús. Por ello es recomendable determinar algunos de los más importantes en una entrevista previa y valorar, respetar y mantener tantos como sean posibles. Asimismo, también es importante intentar desmontar aquellas creencias arraigadas que, careciendo de todo respaldo científico, estén ejerciendo un peso importante en las decisiones alimentarias de la persona. Por ejemplo: ¿en qué se basa para decir que el pan engorda?, ¿cuál es la evidencia de que el azúcar es necesario para el cerebro?

Los gustos

Sobre gustos no hay nada escrito, tal como afirma el refrán. Y como casi siempre acierta. Basta ver las diferencias notables que a veces existen entre padres e hijos, o entre los propios hermanos.

Hablando de gustos, es muy importante recordar que el placer que experimentamos comiendo es un refuerzo extremadamente poderoso que influye decisivamente en el tipo y la cantidad de comida que ingerimos.

En la práctica, puede que no guste una hortaliza en particular, o una fruta, pero ello no quiere decir que no guste ninguna y que por ello haya que descartar al grupo entero de alimentos. Nos conviene aprender a matizar y dejar de pensar en blanco y negro, de manera dicotómica o extremista. En ocasiones las soluciones están mucho más cerca de lo que nos pensamos. No es inusual que un simple cambio de preparación o de textura, por ejemplo, hornear en lugar de hervir o elaborar un puré o un batido en lugar de comer el alimento entero, puedan bastar para que un alimento que antes era rechazado pase ahora a ser aceptado. Es también muy importante jugar con los aliños, los aromas y condimentos. En definitiva, cualquier iniciativa que favorezca la introducción de los alimentos que nos convienen ha de ser bienvenida. En último término se trata de comer bien de manera correcta, de gozar saludablemente.

La edad

La elevación de los niveles de colesterol por encima de lo normal puede observarse en todas las etapas del ciclo vital. Pero en cada una de esas edades la dieta presenta importantes matices relacionados con aspectos tanto nutricionales como psicosociales. La edad es, por tanto, una variable importantísima que determina muchos aspectos del menú. No se puede, sin más, prescribir la misma dieta a un joven de dieciséis años que a una persona mayor de setenta. Dos ejemplos servirán para observar la importancia de este factor a la hora de diseñar el plan alimentario a seguir.

Si se trata de chicos/as jóvenes, se verán condicionados por presiones de grupo a consumir muchos alimentos que no les convienen, pero que forman parte de la dieta habitual de este colectivo: comida *fast-food*, bollería, refrescos, etc.; ello generará una dificultad añadida importante a la hora de seguir la dieta más idónea que puede intentar compensarse evitando rigideces excesivas y flexibilizando la oferta hasta donde se pueda. La información, el diálogo y la comprensión deben primar sobre la imposición, que no suele funcionar casi nunca. En el caso de la tercera edad, cuestiones de orden socioeconómico pueden limitar la compra de alimentos que conviene ingerir; esto se puede matizar teniendo un conocimiento básico de los precios del mercado, de cuáles son los alimentos propios de cada temporada, etc. Por ejemplo, si conviene comer pescado azul, resulta mucho más asequible comprar sardinas que salmón; cuando se trata de comer frutas y hortalizas, las propias de la estación suelen tener una mejor relación calidad/precio, etc. Otra cuestión que aparece de forma frecuente a esta edad son los problemas dentales, que pueden obligar a cambiar unos alimentos por otros o también la forma de prepararlos. Un cambio de textura puede ser definitivo a la hora de poder tomar un alimento determinado. Conviene no olvidar que, en los países desarrollados, el colectivo de la gente mayor es el que presenta mayor riesgo de déficits nutricionales.

Los ritmos horarios
Nuestras vidas se estructuran sobre unos horarios determinados por nuestros compromisos y obligaciones. Esta agen-

da es muy particular para cada uno y en ella deben tener cabida cosas tan importantes como la alimentación, el tiempo de ocio, el descanso, etc. Es fundamental encontrar un compromiso adecuado entre estos distintos tiempos para que ninguna de las áreas fundamentales de nuestra vida salga perjudicada.

Quizá no siempre sea posible seguir el ritmo idóneo de tres comidas principales más una o dos colaciones diarias, pero tomando este patrón como referente se debe estructurar la dieta de manera que se eviten periodos excesivamente largos sin comer, que se cene demasiado tarde y copiosamente, que se junten demasiado dos ingestas y se coma sin apetito o sin haber realizado correctamente la digestión previa, etc.

Unos ritmos de ingesta adecuados son una de las piedras angulares de una correcta nutrición.

ANEXOS

I. La caída de algunos mitos

La alimentación es un tema de vital importancia, es uno de los ejes de nuestras vidas. De ella depende en gran medida nuestra salud, en ella depositamos muchas de nuestras expectativas de placer y también sobre ella gira buena parte de nuestra vida social. Quizás ello pueda explicar porqué circula tanta información en relación a los alimentos, la nutrición y las dietas. Ahora bien, cantidad no quiere decir necesariamente calidad. Ciertamente no todo lo que se lee y dice en relación a este tema es cierto ni riguroso; es más, existe mucha información que no resiste el más mínimo análisis. En relación al tema que nos ocupa, podemos destacar algunos mitos que han tomado la calle sin tener, por otra parte, ningún aval científico y que afectan a órdenes tan diferentes como los efectos de los alimentos, sus características nutricionales, hábitos alimentarios e indicaciones dietéticas.

Cuántas menos grasas se coman mejor
Las grasas nos aportan un tipo de ácidos grasos que son esenciales, es decir, que necesitamos pero nuestro organismo es incapaz de elaborar. De no ingerir un mínimo de grasas su ausencia puede dar lugar a trastornos carenciales. Ade-

más, las grasas contribuyen al aporte y absorción intestinal de las llamadas vitaminas liposolubles: A, D, E y K. Así pues, difícilmente puede haber equilibrio nutricional si no se ingiere un 20 % del total de nuestras calorías en forma de grasas. Para una dieta estándar de 2.000 calorías diarias ello equivaldría a ingerir alrededor de 45 g de grasas. Así pues, en términos alimentarios, el 0 % de materia grasa no funciona.

Las grasas vegetales son siempre saludables

En los distintos alimentos encontramos mezclas en diferentes porcentajes de grasas saturadas, monoinsaturadas y poliinsaturadas. Por regla general, en los alimentos vegetales encontramos un predominio de las insaturadas, pero eso no quiere decir que todas lo sean, un aspecto que también hay que tener en cuenta cuando se trata de controlar el consumo de las grasas saturadas. Pero además, también encontramos excepciones a esa regla general. Una de las más espectaculares viene de la mano del coco, un alimento en el casi toda su grasa es saturada. También podemos encontrar porcentajes importantes de grasas saturadas en las margarinas, aunque se hayan elaborado a partir de aceites vegetales. Ello se debe a que el paso de aceite (líquido) a grasa (sólido) se consigue saturando los ácidos grasos, un proceso químico llamado hidrogenación.

En los alimentos hay colesterol «bueno» y colesterol «malo»

Hemos señalado la existencia de un colesterol llamado «bueno» y de otro colesterol llamado «malo». El primero hace referencia al colesterol que, en nuestra circulación, iría en la dirección de los órganos y tejidos hacia el hígado, órgano a través del cual se elimina el colesterol. El colesterol «malo» iría en la dirección contraria, es decir, del hígado a los demás órganos y tejidos. Pero esto no hace ninguna referencia al colesterol contenido en los alimentos, en los que no hay colesterol ni «bueno» ni «malo», sino simplemente colesterol, eso sí, en mayores o menores cantidades. Es la forma en como se distribuye en nuestro organismo lo que determina que tengamos mayores proporciones de uno u otro tipo de colesterol, un aspecto que depende de diferentes factores, como por ejemplo, el tipo de grasas que consumimos con la dieta y nuestra propia genética.

La leche desnatada tiene menos calcio que la entera
Las grasas de la leche tienen un elevado porcentaje de grasas saturadas. Toda esa grasa se elimina en su práctica totalidad en el proceso de desnatado. Pero el calcio, uno de los nutrientes estrella de la leche, se encuentra en la fracción hidrosoluble de este alimento, lo mismo que ocurre con otros nutrientes, como las vitaminas hidrosolubles. Es por ello que esta eliminación no le afecta. Es más, aunque con pequeñas diferencias, la leche desnatada suele contener un poco más de calcio.

Hay aceites «ligeros», con menos calorías
Entre los aceites de uso habitual, como los de oliva, girasol, maíz, soja, pepitas de uva, etc., todos tienen el mismo contenido energético: 900 calorías por cada 100 g. El hecho de que a igual temperatura unos sean más fluidos que otros, depende de su diferente composición en ácidos grasos, es decir, de la calidad de los mismos, pero no tiene nada que ver con su cantidad, que es igual para todos; y ella es, la que a la postre, acaba por determinar el valor calórico final de cada uno de los aceites.

La carne es un alimento imprescindible

La carne es un alimento altamente mitificado. Su valoración habitual está sobredimensionada en relación a su contenido nutricional. El hecho de que sea una fuente excelente de proteínas y hierro no la convierte en indispensable, aunque si prescindimos de ella en nuestra alimentación deberemos tener cuidado de satisfacer correctamente nuestras necesidades en estos nutrientes con el resto de alimentos que compongan nuestro modelo alimentario. Su perfil de grasas tiende a la saturación.

Tomar fruta de postre engorda

No hay ningún argumento fisiológico ni estudios contrastados que confirmen esta suposición. La fruta es un buen postre para todas aquellas personas a quienes les siente bien, y es una opción con muchas menos calorías y por supuesto con menos grasas saturadas que otras que se suelen elegir habitualmente. También puede tomarse, sin problema alguno, al comienzo de la comida, por ejemplo en la ensalada.

Los cítricos son los alimentos más ricos en vitamina C

Pensar en las naranjas y los limones suele ser lo primero que se nos ocurre cuando hablamos de alimentos ricos en vitamina C, una pareja de frutas de la familia de los cítricos. Se trata en efecto de alimentos muy ricos en ella, pues nos proporcionan alrededor de los 50 mg de esta vitamina por cada 100 g. No son sin embargo sus mejores fuentes, puesto que hay frutas y también hortalizas que les superan, y a veces en mucho. En las fresas, por ejemplo, el contenido es de 60 mg/100 g y en los kiwis alcanza de media los 90 mg/100 g. Entre las hortalizas destaca el gran contenido en vitamina C del perejil, que ronda los 200 mg/100g y también el de los pimientos, con sus 130 mg/100 g.

Los alimentos curan enfermedades

La dieta, tomada como conjunto, es el primer elemento terapéutico que se debe utilizar en muchos casos en problemas de salud de gran impacto como la obesidad, los niveles de colesterol elevados, la diabetes no insulino-dependiente y la hipertensión. Pero de ahí a afirmar que los alimentos, tomados uno a uno, curan enfermedades hay un abismo. Con los conocimientos de los que se dispone en la actualidad podemos decir que cada uno de ellos puede poner su granito de arena, pero en ningún caso afirmar que resultan suficientes para resolver por sí solos nada. El espíritu de la cita clásica de Hipócrates «Que tu alimento sea tu medicina» se entiende mejor cuando se considera la alimentación como un todo que se utiliza con finalidad preventiva, que no cuando se va a la búsqueda del recurso alimento-remedio.

Lo más efectivo es establecer listas de prohibiciones

El médico es quien tiene la última palabra sobre la composición de la dieta adecuada para hacer frente a los diferentes problemas de salud. A él corresponde indicar lo que conviene y lo que no conviene. Sin embargo, la forma de hacer estas prescripciones también es muy importante.

La práctica viene demostrando que establecer listas de prohibiciones no suele funcionar a largo plazo como medio para mejorar la conducta alimentaria. Otras estrategias más sugestivas que reduzcan a mínimos la ingesta de determinados alimentos que no convienen pueden ser mucho mejor toleradas por las personas, observándose a largo plazo un mejor cumplimiento de las indicaciones. No debemos olvidar que la conducta alimentaria es compleja y está sometida a muchos códigos que van más allá de lo estrictamente fisiológico y nutricional.

II. Recomendaciones dietéticas para la prevención de la arteriosclerosis

RECOMENDACIONES DIETÉTICAS PARA LA PREVENCIÓN DE LA ARTERIOSCLEROSIS

Alimentos	Recomendables (todos los días)	Limitados (máximo 2-3 veces semana)	Desaconsejables (excepcionalmente)
Cereales	Pan, arroz, pastas, harinas, cereales (de preferencia integrales), galletas integrales	Pasta italiana con huevo	Bollería (cruasanes, ensaimadas, magdalenas, donuts), ganchitos, galletas
Frutas, hortalizas y legumbres	Todas (legumbres especialmente recomendadas)	Aguacate, aceitunas, patatas fritas en aceite adecuado	Patatas chips, patatas o verduras fritas en grasa o aceites no recomendados, coco
Huevos, leche y derivados	Leche y yogur desnatados, productos comerciales elaborados con leche desnatada, clara de huevo	Queso fresco o con bajo contenido en grasa, leche y yogur semidesnatados, huevo entero	Leche entera, nata, cremas y flanes, quesos duros o muy grasos
Pescado y marisco	Pescado blanco y azul, atún en lata, marisco de concha fresco o en lata	Bacalao salado, sardinas en lata, calamares, gambas, langostinos, cangrejos	Huevas de pescado, pescado frito en aceites o grasas no recomendados
Carnes y aves	Pollo y pavo sin piel, conejo	Vaca, buey, ternera, cordero, cerdo y jamón (partes magras), salchichas de pollo o ternera, venado, caza	Embutidos en general, beicon, hamburguesas comerciales, salchichas, vísceras, pato, ganso, patés

RECOMENDACIONES DIETÉTICAS PARA LA PREVENCIÓN
DE LA ARTERIOSCLEROSIS

Alimentos	Recomendables (todos los días)	Limitados (máximo 2-3 veces semana)	Desaconsejables (excepcionalmente)
Aceites y grasas	Aceite de oliva, girasol y maíz	Margarinas vegetales	Mantequilla, manteca de cerdo, tocino, sebo, aceite de palma y coco
Postres	Mermelada, miel, azúcar, repostería casera hecha con leche desnatada, sorbetes, frutos en almíbar	Flan sin huevo, caramelos, turrón, mazapán, dulces caseros hechos con una grasa adecuada	Chocolates y pasteles, postres que contienen leche entera, huevo, nata o mantequilla, tartas comerciales
Frutos secos	Almendras, avellanas, castañas, nueces, dátiles	Cacahuetes	Cacahuetes salados, coco
Especias y salsas	Sofritos, pimienta, mostaza, hierbas, vinagreta, alioli, caldos vegetales	Aliños de ensalada pobres en grasa, mayonesa, bechamel elaborada con leche desnatada	Salsas hechas con mantequilla, margarina, leche entera y grasas animales
Bebidas	Agua mineral, zumos, infusiones, café, té (3 x día), vino, cerveza (2 x día)	Refrescos azucarados, bebidas alcohólicas de alta graduación	Bebidas con chocolate, café irlandés

III. Dieta para prevenir la arterioesclerosis

1. PRIMAVERA-VERANO

Desayuno
- 200 g de fresas
- 2 yogures naturales desnatados
- 60 g de cereales integrales

Comida del mediodía
- Ensalada: lechuga (60 g), tomate (80 g), zanahoria (100 g)
- Guiso de arroz integral (40 g), lentejas (75 g) y espinacas (150 g)
- 20 g de avellanas

Merienda
- 50 g de pan integral
- 70 g de queso de Burgos - 15 g de miel

Cena
- Patatas (200 g) con judías verdes (150 g)
- Rollitos de primavera (100 g)
- 1 yogur natural desnatado con manzana (una pieza)

Aceite de oliva: 40 g que se incorporarán en función de los gustos y las preparaciones

Valor nutricional

Energía:	2.100 calorías
Glúcidos:	268 g (51 % VCT)
Grasas:	80 g (34 % VCT)
Proteínas:	78 g (15 % VCT)
Fibra:	41 g
Colesterol:	60 mg
Vitamina E:	17 mg

2. OTOÑO-INVIERNO

Desayuno
- Un vaso de zumo de naranja (200 cc)
- 2 yogures naturales desnatados
- 60 g de muesli

Comida del mediodía
- Ensalada con nueces: escarola (60 g), remolacha hervida (60 g), zanahoria rallada (100 g) y nueces picadas (30 g)
- Crema de garbanzos: garbanzos (80 g), sofrito (100 g de tomate y 50 g de cebolla)
- 200 g de uva blanca

Merienda
- Arroz con leche (100 g)
- Una manzana

Cena
- Coliflor gratinada: coliflor (200 g) y queso Gruyere (50 g)
- 75 g de pan integral
- Pastel de manzana (50 g)

Aceite de oliva: 40 g que se incorporarán en función de los gustos y las preparaciones

Valor nutricional

Energía:	2.040 calorías
Glúcidos:	257 g (50% VCT)
Grasas:	80 g (35 % VCT)
Proteínas:	72 g (15 % VCT)
Fibra:	37 g
Colesterol:	98 mg
Vitamina E:	12 mg

Bibliografia recomendada

Bourre, J.M.: *La dietética de los resultados.* Paidotribo, 1997.

Dupin, H., J-L. Cuq, M-I. Malewiak, C. Leynaud Rouaud, A-M. Berthier: *La alimentación humana.* Bellaterra, 1997.

Entrala, A.: *Vitaminas. Aspectos prácticos en medicina.* Díaz de Santos, 1995.

Grande, E: *Nutrición y salud* (15ª ed.). Temas de Hoy, 1991.

James, W.P.T.: *Nutrición saludable.* SG Editores, 1995.

Linder, M.: *Nutrición. Aspectos bioquímicos, metabólicos y clínicos.* EUNSA, 1988.

Matalx, J., E. Carazo: *Nutrición para educadores.* Ed. Díaz de Santos, 1995.

Ministerio de sanidad y consumo: *Tablas de composición de alimentos españoles, 1995.*

Moreiras, O., A. Carbajal, M.ª L. Cabrera: *La composición de los alimentos.* Pirámide, 1995.

Pujol, P.: *Nutrición, salud y rendimiento deportivo.* Espaxs, 1998.

Rojas, E.: *Vitaminas y acción antioxidante.* Merck, 1996.

Serra, L., J. Aranceta, J. Mataix: *Documento de Consenso. Guías alimentarias para la población española.* SG Editores, 1995.